中医临床大家
学术经验传承

印会河

理法方药带教录

主编 徐远

中国科学技术出版社
·北京·

图书在版编目（CIP）数据

印会河理法方药带教录 / 徐远主编 . —北京：中国科学技术出版社，2019.1
（2024.6 重印）

　ISBN 978-7-5046-8137-9

　Ⅰ . ①印… Ⅱ . ①徐… Ⅲ . ①中医临床－经验－中国－现代 Ⅳ . ① R249.7

　中国版本图书馆 CIP 数据核字（2018）第 208155 号

策划编辑	焦健姿　王久红	
责任编辑	王久红	
装帧设计	华图文轩	
责任校对	龚利霞	
责任印制	徐　飞	

出　　版	中国科学技术出版社
发　　行	中国科学技术出版社有限公司销售中心
地　　址	北京市海淀区中关村南大街 16 号
邮　　编	100081
发行电话	010-62173865
传　　真	010-62173081
网　　址	http://www.cspbooks.com.cn

开　　本	710mm×1000mm　1/16
字　　数	279 千字
印　　张	15.5
版　　次	2019 年 1 月第 1 版
印　　次	2024 年 6 月第 2 次印刷
印　　刷	河北环京美印刷有限公司
书　　号	ISBN 978-7-5046-8137-9/R·2311
定　　价	52.00 元

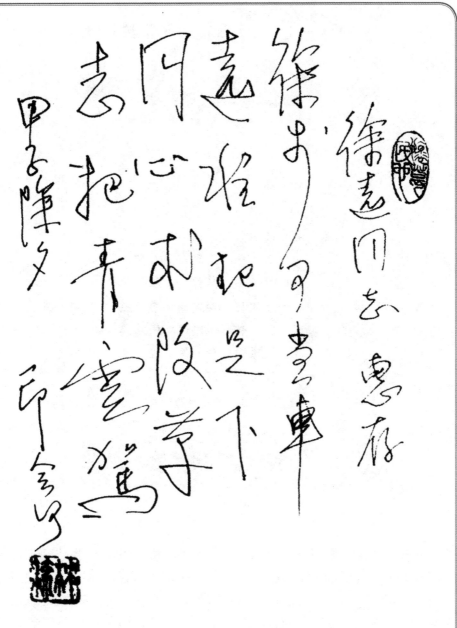

徐远四五惠存

徐姐

远路起己下

门心求段草

志抱春云鹤

甲子除夕

甲子除夕为徐远题藏头诗

印会河 理法方药带教录

编著者名单

主　编　徐　远

副主编　王艳梅

编　者　（以姓氏笔画为序）

王　宁　　王思轩　　孔艳华

叶康杰　　华传金　　杜红帅

李晓琼　　李爱国　　李奥杰

张　斌　　张志远　　张慧瑞

武曦蔼　　段　军　　祝　捷

靳文宝　　薛小金

内容提要

　　本书由徐远教授将其多年跟随印会河老教授侍诊、学习印老临床诊治思辨的原始笔记整理而成。书中收集了印老临床接诊的大量典型病例，记载了印老"抓主症"临证思辨的独特视角及其遣方用药的大师风范，尤其珍贵的是每一病例都有印老亲笔批示的原始指导意见。印老一手漂亮的钢笔批注，不仅给本书增添了学术厚重感，而且也让读者在学习知识的同时获得美的享受，备感亲切。本书适合中医院校学生和临床中医师参考阅读。

前　言

在国家中医药管理局关于继承名老中医经验的方针指导下，笔者有幸于 1997 年拜印会河教授为师，进行师带徒学习。每当回想恩师的一点一滴、一言一行，崇敬之情难以言表！印教授在我心中堪称：德高望重，仁心博爱；大医精诚，泽被苍生；博采众长，中西兼取；学验俱丰，业精技湛；善抓主症，孜求疗效；学贯古今，尊古不泥；继承创新，誉满杏林；教书育人，一代儒医。

继承创新　尊古不泥

中医学历史悠久，源远流长，深识其源才可以谈继承精华，而言必岐黄、不求发展则不利于中医的进步。印老认为不进则退，而倒退是没有出路的。印老对《伤寒论》《金匮要略》作出了客观评价；提出温热夹湿这一特殊的现象及六种治疗方药，补充了温病学对外感热病用卫、气、营、血或三焦辨治方法的不足，是对中医经典理论的发扬。他在《当今中医必须走向现代化》及《再论当代中医必须走向现代化》两篇文章中提出"要在传统中医理论指导下，引入现代科学技术的新内容"，使中医学成为"有明确指标、数据充实、经得起重复考验的先进医学"，为中医的发展指明了方向。印老应用的变态反应疾病六大治法及调肝治病十二法，既是对前人治病经验的概括，也是对自己多年临床特色的提炼。

大医精诚　仁心博爱

中医深受儒家、道家和佛家的影响，以仁为重，以术为用。我的恩师，望之俨然，但对病人平易、谦和、无欲无求，普同一等，每次临诊都不顾自己饥渴疲劳，认真、谨慎，详察形候，专心救治。在安全用药、有效用药的前提下，对家庭经济条件不好者，选小方，用价廉之品，为患者节省开支，善良、仁慈之心处处可见。

善抓主症　孜求疗效

千方易得，一效难求。疗效是真正体现一门医术生命力的关键，这既需要有深厚的传统中医基奠，又要能自如地运用现代科学的知识与能力。印老不拘泥，不守旧，结合广博的学科以及学科之外的理论或经验来类比、启发，加以综合、想象、意会，从局部的变化信息来洞悉其内含的整体信息，辨证与辨病结合，对疾病的病机、诊治有独到见解，创立疗效甚佳的 38 首"抓主症"方，愈人无数。印老医海征帆数十年，学验俱丰，繁忙应诊中总能短时间在错综复杂的矛盾中既快且准地"抓主症"，恰如"知其要者一言而中，不知其要者流散无穷"。"抓主症"也是一个凭经验的积累，去伪存真，并"慧然独悟"，直捕疾病要害的、敏捷的创造性思维过程，也是获得佳效的关键。

博采众长　科学务实

对于古来四大难症之一的臌胀病（肝硬化腹水），印老用开肺气、利三焦、化瘀通气行水的方法治疗，效果良好，较之中医界早年使用的健脾、利湿或攻下逐水等法为优。一些患者服药两三周未见腹水明显减少就打退堂鼓，印老用以往的实例鼓励病人坚持服药，果然，随着时间的推移，效果逐渐显现，印老告诉笔者：对自己有信心的病症，一定要守方！坚持就是胜利！与此同时，印老教导笔者用科学的态度看待此病的不同预后。印老说"不能保证人人用之即应，须用现代医学的各种指标综合判断，对肝脏的代偿作用很差、不足以完成其各项功能者，切莫固守中医药疗法，要中、西医各取所长"。

胆大心细　业精技湛

印老治疗疑难病证有胆识，时常大刀阔斧用当归至 60g；用 30g 大黄不泻，30g 附子不燥，这正是印老配伍得当所致；对某些瘀血证用水蛭 15g……吾师说"认证要准，药不忌猛，否则会贻误战机"，印老魄力的背后有经验作为依托，正可谓"艺高人胆大"。医道是"至精至微之事"，笔者常见印老细心周到地问诊、查看病人，开方仅一两付，告诉病人什么情况是病愈表现，什么情况要及时随诊；另外，在药物的选取上，印老因人而异，章法分明，仔细斟酌，区分生、熟、陈品、鲜品及炮制方法、剂量等的不同，很多细微之处给我留下了深刻印象。

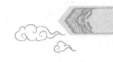

教书育人　一代名师

印会河教授将毕生精力奉献给他热爱的医疗、科研等事业的同时，尤其注重中医人才的培养，重教爱生，教学内容丰富。对我传道、授业、解惑，诲人不倦，观点独特。我书写的 150 多篇学习心得、近 40 篇月记、数篇总结印老经验的论文、数万字的毕业论文，恩师篇篇都进行了详细点拨，并亲书评阅意见，老师的辛勤培育、谆谆教导仍历历在目。印教授既是一代名医，也是一代名师。

笔者愿为中医事业的继承和发扬添砖加瓦，故不揣浅薄，将 3 年来拜印会河教授为师侍诊期间记录的心得进行了梳理，编撰此书。本书以理、法、方、药为纲，从治病重在明理、大医示人以法、论治载体是方、最终疗效凭药四章节分别介绍学习印老学术思想及临床经验的体会，其中包括对中医经典著作的领悟、对传统中医诊治方法应用的心得及印老对常见病、多发病、疑难重症的辨治及选方用药思路的阐释。由于患者为 20 世纪 90 年代所见所诊，限于那个时代的医疗水平，部分病例尤其是某些客观指标不够完善；另外，因恩师门诊病人多，采集资料时间有限，加之本人才疏学浅，其中一些内容还没有升华到一定高度，故不能代表先生的学术水平，但我愿提供原始记录，原汁原味，尽可能完整地将恩师的指导及笔者的思索呈现出来，原始再见师生教学场景，供同道参考，偏误之处，敬请斧正。中医学是中华民族的宝贵文化遗产，希望中医药队伍的理论水平、临床素养及疗效不断提高，愿中医药事业薪火传承，发扬光大！

感谢王艳梅、王思轩、杜红帅、孔艳华、靳文宝、张慧瑞、李奥杰等为本书出版所做的大量工作。

徐　远
己亥年早春

印會河 理法方药带教录

目　录

第一篇　治病重在明理

第二篇　　大医示人以法

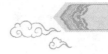

目 录

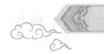

第三篇　论治载体是方

第四篇　最终疗效凭药

中医学的精髓是辨证论治，其具体内容可概括为据理辨证、依证立法、遵法选方、按方择药。也就是说，只有辨证准确，才能使立法无误且选方用药有据，而辨证准确是需要有深厚的中医理论作基奠的。印教授熟读经典，勤做临床，学贯古今，尊古不泥，对外感及内伤疾病的认识及诊治均有独到见解及丰富经验，本章涉及的印教授对温热夹湿的认识及治疗，补先、后天之本治疗低血压以及治腰痛先分清虚实等临床思路及方法，均是其在中医基本理论的指导下，密切联系临床实际的创新思维。中医要发展，就要在凿实理论基础上下功夫，所谓万丈高楼，筑基必坚。我们要认真学习中医理论的精华，体悟真谛，厚积薄发，达到在临床上以正确的理论指导实践，得心应手、游刃有余地为患者解除病痛的目的。

印会河 理法方药带教录

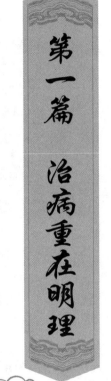

第一篇 治病重在明理

印老对糖尿病的认识及治疗经验

【印老对糖尿病的认识】

糖尿病古称消渴病,《内经》中称为消渴或消瘅,将其病因归之于五脏"脏脆"。后世医家多从七情、饮食、劳倦、外感等方面认识其病因,并把阴虚燥热归纳为根本病机。唐宋以后,临床上多以上中下三消来论治:即上消消水多饮属肺燥者为多;中消消谷多食属胃热者为多;下消尿多、尿频属肾虚者为多。印会河教授积数十年临床经验对糖尿病的认识及治疗均有独到见解,本人认为印老的观点对古人的精华既有继承又有发扬,观点鲜明,对临床有指导价值,故简述以记载之。

1. 印老认为糖尿病(消渴)的关键病因是阳热亢盛,气化太过。无论是肺胃热甚之实火,还是肺肾阴虚之虚火,都表现为阳热的亢盛。阳亢之体会导致"气化太过",正因为"气化太过"故而出现消水、消食、多尿,且三者互相关联。可以说阳亢、气化太过是对消渴病病机的高度概括。由此总结出治疗大法为泻热养阴、益气生津。

2. 气化太过终会导致气阴两伤。临床上可见糖尿病初期患者以阳热亢盛为主,而中期大多数患者表现为气阴两伤。从中医理论角度讲,气化太过,消灼了过多的精、津、液,使患者汗多、尿多,久而久之则体力减弱,气伤、阳伤。故该病中期印老常以补气养阴为法。

3. 气阴两伤,加之久病入络,致使瘀血内停。气为血帅,气虚推动无力则血行不畅,血流缓慢涩滞而成瘀血，即所谓"气虚血瘀"。而阴虚火旺，煎熬津液，津亏液少则血液黏稠，流通不畅，也形成瘀血，即所谓"阴虚血滞"。从以上可以看出以气阴两伤为主要病理过程的糖尿病，日久必会出现瘀血内停。阻于脑络则中风偏枯；阻于心脉则胸痹；阻于肾络则水肿或癃闭；阻于四肢末梢则麻木、疼痛，甚至脱疽；阻于目络则视瞻昏渺或失明……

【印老治疗糖尿病的经验】

1. 泻热减少气化　对于有热象者，印老常以黄芩、黄柏、生石膏、知母、牡丹皮、紫草、赤芍、黛蛤散等药，或取其清热坚阴而不伤阴，或取其凉血清血分之热。尤其是对伴有便秘者，以大黄合增液汤或以炒决明子、火麻仁、郁李仁、天冬、生何首乌等润下存阴。印老也常以"绿豆120g煎汤代水"煎取诸药，以其能清热减少气化。总之，避免过用燥药，因为苦寒性燥之品会使病愈燥、热愈深、消愈重。

2. 以黄芪汤为益气养阴之代表方　大多数消渴病患者有气阴两虚表现，如气短、乏力、易出汗、口渴、五心烦热，脉虚数、舌红少苔等，印老常以黄芪、生地黄、玄参、麦冬、山药、苍术、天冬、天花粉、沙参、葛根、玉竹等化裁治疗患者。而益气避免选用温燥药，养阴生津而不过于滋腻是印老的选药原则。

3. 注重活血化瘀　对于糖尿病日久，考虑久病入络，若患者兼有脑血管病、冠心病、糖尿病肾病、糖尿病末梢神经病变、糖尿病视网膜病变等，印老常以丹参、赤芍、川芎、桃仁、红花、水蛭、土鳖虫、鸡血藤等活血药配合益气养阴清热之品而重在化瘀理血、疏通经络。

简而言之，早期：阳热亢盛为主者，治疗宜以清热泻火为主。

中期：气阴两伤为主者，治疗宜以益气养阴为主；兼有瘀血内阻者，治疗宜加强化瘀理血。

晚期：诸多兼夹症、合并症者治疗宜灵活化裁。

～弟子问～

糖尿病晚期出现的阳虚诸症，属于病久阴损及阳，是常中之变，虽有补肾助阳之法，但非为消渴病治疗之常法，故不在此赘述。对其诸多兼夹症、合并症的进一步治疗，也请吾师再予指教。

印老批注（亲批影印）：

印老批注

糖尿病西医一般认为是终身病，故中医治疗亦甚棘手。火热甚阴液虚是基本病理过程，其病亦可有虚实。实证可用攻泻但亦宜照顾阴液。用增液承气而不用大小承气，热症耗津伤气，用白虎常须加用人参。糖尿病有饮一溲一、饮一溲二者，均属正虚不摄，亦有表现为阳虚者。金匮有肾气丸之证，吾亦见有一重用附子者，这是因为日久大量排糖，热量久耗，致成阳虚不摄，阳微欲绝之厥脱症救急之症，非常法也，急则治其标。最近我治一病人从医院回家，突然大汗不止，通体冰凉，脉沉细，我断其为阳气欲脱，乃用真武四逆，药入肠回厥逆。痼病老年痴呆虽未治愈，而厥脱，阳气不固摄，于此已罢，可见辨病辨证两不可废，临床固属重要，而必要理论亦不可不备。考虑局部，更不可不照顾整体，糖尿之多糖常为气化有余，而排糖过多，亦不可避免其气耗不摄。

益气养阴和中治疗糖尿病

书本上多将消渴（糖尿病）分为上中下三消，辨其多饮、多食还是多尿，分别从清热润肺、清胃泻火及滋阴固肾角度去调理，而临床上三多症状或同时存在，或均不显著，以上中下三消来分证论治不很实用。

印老治疗消渴（糖尿病），多以黄芪汤为主加减化裁，黄芪汤方如下。

黄芪 30g　　生地黄 15g　　　麦冬 15g

玄参 15g　　苍术 15g

消渴病患者一段时间内存在燥热伤阴，甚至气阴两虚的病机，上方黄芪补气，生地黄、玄参、麦冬滋阴切中病机，印老常加用苍术、山药以和中焦脾胃之气，起到调中焦而兼顾上下焦的作用，有利于改善血糖。加绿豆120g，煎汤代水，取其清热而不使阳气太盛，气化太过，对于胃火较盛，或身热心烦者常加知母、生石膏、牡丹皮等清热泻火；对久病或糖尿病肾病者加理血之品，如土鳖虫、红花、桃仁、天花粉、赤芍、丹参、蒲黄等；对于气虚明显者酌加西洋参 6 ～ 10g，增强益气养阴的作用。

临床上多例糖尿病患者服印老黄芪汤加味后，或血糖稳定，或自身感觉良好，尤其是一位常姓患者，在糖尿病基础上，因外阴鳞癌手术，术后切口裂开达脂肪层，分泌物较多，经西医换药调理伤口多日，仍不愈合，服黄芪汤加味调理后伤口愈合，医者及病者均颇为赞叹。

【跟师体会】

1. 黄芪汤加味对气阴两虚尤以脾阴不足者为宜，跟随印老临床，见糖尿病病人以此型为多，且黄芪汤加减灵活，上可照顾肺，下可照顾肾，印老选此方为"抓主症"方，独具匠心。

2. 方中黄芪益气不燥，其他药多为阴柔之品，滋阴润燥，即便有热象用知母、石膏、牡丹皮、地骨皮等也非苦寒性燥之品，可见印老常常注意保护其阴液，泄热之时亦不伤阴。

3. 滋润之品用生地黄、玄参、天冬、麦冬、玉竹、黄精等，唯不用石斛。印老告之："石斛有增高血糖之弊。"

4. 久病或糖尿病肾病需加强理血之品，而其中天花粉既理血又生津可谓好用之品；泽兰，理血兼利水，兼下肢浮肿者更宜；丹参一味功同四物，理血又养血颇为适宜……

5. 伤口不愈合之糖尿病患者服药效佳，概其一本方有利于糖尿病，其二黄芪生肌托疮，对于气血不足之脓成不溃或久溃不敛者效佳，为治疮痈要药。

印老批注

实践证明糖尿病乃气化太过之疾，过用温燥则伤阴益疾。苦寒太过又燥湿助燃，最平稳而能取效者惟生津与理血二途。津乃气阴所化生，血为布津之管窍，故治消渴常用之。气主煦之、血主濡之，无气煦化则气水互化不行，血不行津，水之敷布无由。故养气生津在治消渴中可以常用不衰。

印老批注（亲批影印）:

印老治疗过敏性疾病的经验

变态反应是人体与抗原物质接触后，因异常免疫作用导致的对机体不利的病理生理反应。目前，变态反应的发病率越来越高，其病变可以发生在身体的各种组织器官，因而与临床各科都有联系。如以鼻部表现为主的过敏性鼻炎；以气道反应为主的支气管哮喘；以皮肤表现为主的荨麻疹；以血管炎为主的风湿热、类风湿关节炎等胶原性疾病。由于病种繁多，临床表现复杂，又有反复发作的特点，因此治疗上颇为棘手。印老积五十余载临床经验，对此类疾病的认识及治疗有独到的见解，介绍如下。

1. 治血法 所谓"治血"包括理血、散血、凉血等概念，临床上印老常以桃红四物汤为基础化裁，或选用牡丹皮、赤芍、紫草、丹参、茜草等活血化瘀药物。强调治血的原因如下。

首先，从理论上讲有"治风先治血，血行风自灭"之说。在各型变态反应中，Ⅰ型变态反应（速发型变态反应）也称过敏型变态反应的发病率是最高的，也是人类对其认识最早和最常见的一类变态反应，临床常见病种有荨麻疹、湿疹、花粉症、变态反应性鼻炎、支气管哮喘等。这类病的特点是感触"病邪"即发，发病迅速，变化极快，来去匆匆，正符合中医的"风象""风为百病之长""风善行而数变"。因此，对变态反应性疾病首先强调治血。

其次，印老在多年临床实践中以理血法为主并兼顾其他，如用理血解毒、理血燥湿等法。在对风湿热及急性肾小球肾炎的认识上不拘泥于古人，敢于突破创新，古籍中虽没有风湿热及急性肾小球肾炎这种现代病名，但对这类病症的表现及治疗是有所认识和描述的。如《金匮要略·痉湿暍病脉证治》第二篇中有"病者一身尽痛，发热，日晡所剧者，名风湿"。"风湿脉浮，身重汗出恶风者，防己黄芪汤主之"。而对急性肾小球肾炎的类似描述有"寸口脉沉滑者，中有水气，面目肿大，有热，名曰风水，视人之目裹上微拥，如蚕新卧起状……按其手足下陷而不起者，风水"。对其治疗《金匮要略·水气病脉证并治》第十四篇中有"风水脉浮，身重汗出恶风者，防己黄芪汤主之"。不过，防己黄芪汤用之于临床疗效不理想，而印老不仅认为风湿热、急性肾小球肾炎同属于免疫系统疾病，尤其重要的是他弥补了古人治疗方法上的不足，提出理血解毒为该类疾病的治疗大法，以赤芍、当归、川芎、桃仁、红花、茺蔚子、泽兰、丹参等活血化瘀为主，配以清热解毒之品取得了令病人满意、令医生钦佩的疗效。

因此，无论理论上还是实践中均证实治血法是治疗变态反应性疾病的基本大法。现代研究也表明：免疫复合物在循环血中的存在造成了血液黏滞度增高，某些免疫球蛋白抗体所形成的免疫复合物以及凝血酶、抗血小板抗体等可使血小板发生凝集。另外，以肾小球肾炎为例，肾小球毛细血管壁上的免疫球蛋白和补体成分的颗粒状沉积，电镜发现的肾小球基膜与上皮细胞间存在着电子致密物等现象均属于中医学的瘀血范畴。临床表现中，免疫复合物病患者常有舌暗唇紫、面色晦黯等瘀象，甚至出现某些部位的血栓或动、静脉炎等。印老选用有效的理血药物无疑在治疗中解决了这类疾病的主要矛盾。

总之，治血法是治疗变态反应性疾病的重要方法之一，其临床价值有待深入挖掘研究。

2. 治风法 "风为百病之长"，其性"数变"，来去匆匆，变化极速，临床最常见于过敏性疾病。印老强调，这里所提到的治风以定风为要义。以支气管哮喘为例，患者在吸入花粉、尘螨、动物毛屑、工业粉尘或某些气体等外界过敏原后可立即发病，轻者在祛除不利因素后迅速恢复，平如常人，重者病情往往迅速恶化，甚至可以造成病人死亡。中医不分它"来路"如何复杂，一般抓住这个"风"性数变的特点，"定风"即是抑制这种病的多变性，使病情稳定。印老善用虫类治风药物，如蜈蚣、全蝎、僵蚕、蝉蜕、乌蛇、蛇蜕、蕲蛇、白花蛇等，从而达到控制并治疗疾病的目的。对于哮喘这一种病，很多人认为"痰"是哮症发病的"夙根"，殊不知病人感受外邪才随即发病，前一时何以能平如常人，后一时又何以哮鸣如吼，显而易见是"风"邪引发了疾病，此乃风、痰相搏，内阻气道以致气道挛急引发诸症。因此，治疗哮喘应强调定风、舒挛兼以去痰。临床研究也证明：具有疏风、定风作用的某些中药有增强免疫功能，改善体质，降低易感性的作用。此外，很多种变态反应病均有善行数变的特点，属于"风象"，治疗上均离不开理血、定风之品。

3. 燥湿法 对于某些接触性过敏性皮炎、荨麻疹等，以反复发作、有各型皮疹、剧烈瘙痒为特点者，非用燥湿药不能胜其痒。以荨麻疹为例，其疹忽起忽伏，变化迅速，印老常用虫类药物定风以控制病情。然而，法非仅此，印老认为其疹有形、高出皮肤为湿聚之象，而此种高出皮肤的痒疹常令病人坐立不安，甚至睡眠不宁，必须加用燥湿之品才能使皮疹平复、瘙痒解除，故临床常用黄柏、苦参、蛇床子、木通、白鲜皮、地肤子、龙胆草等燥湿止痒。

4. 通腑法 印老积五十余年临床经验，见临床很多过敏性疾病，由于火郁于内，煽风助燃，以致热灼津伤，大便燥结不通，而大便秘结热邪没有出路，更导致火热之邪闭郁于内形成恶性循环。因此强调必须注意病人大便情况，对于需要以下法泻热，或已有便秘之症者，用苦寒通降之品通腑泻热为治，对有表里同病之防风通圣散适应证者，常驾轻就熟地用之以内攻外攘表里两解，对某些表证不显的病人则以枳实、厚朴、川大黄、炒决明子、生何首乌、天冬等不同特点的药物通腑排毒。

5. 解毒法　人体本有燥湿寒热之殊，此为内因，常为引起病变的主要因素。而风有风毒，火有火毒，则为外因邪毒。若燥热之体复感风燥火热之邪，则燥热风火相煽，热毒炽烈，表现在皮肤上为红肿热痛或皮毛紫暗，甚则破溃流脓，表现在咽喉上为咽关乳蛾等红肿疼痛，并伴有全身症状，如恶寒发热，甚至壮热不退，烦躁不安，面红目赤，牙龈肿痛，大便燥结，小便短赤等，此时必须清解热毒，常用普济消毒饮之类的方药，因患者体质不同，在病象、转机、预后等方面皆不同。

6. 解痉法　过敏之"风"易发生痉挛紧急之象，支气管哮喘病患者表现尤为突出，由于气道挛急狭窄，病人喘息哮鸣，甚则憋闷欲死，此时定风、化痰、降肺诸品常苦于缓不济急，故应急进舒挛解痉之品，以拯救病人于急难之中，印老常用芍药、甘草、薏苡仁、木瓜等药治之，以达到舒挛解痉平息喘憋之目的。过去中医在变态反应病的认识及治疗上没有系统的理、法、方、药，而印老的六法使我们在纷繁复杂的各类变态反应病的治疗上能够有法可依、有章可循。

印老对温热夹湿的认识及治疗

温热夹湿在外感热病中是一种特殊现象，它既有温热的阳邪，又有寒湿的阴邪，病邪本身存在着矛盾的两个方面。在"从化"问题没有解决、燥湿寒热相互拮抗的阶段，属于温热夹湿阶段，此既不同于温热，又不同于湿热，因而卫气营血和三焦的分证方法，对它都不适合。其表现上既有温热病的高热、口渴、心烦，甚则神昏、动风、失血等阳热症状，同时有恶寒或阵阵寒战及一身重痛、脘腹胀满、吐泻腹痛、苔腻等阴湿症状，不过这种矛盾现象不会存在很久，因为通过斗争，它们之间会发生"从化"，转化为新的矛盾，一旦病情转化，如从阳化热、使疾病转化为温热，从阴化寒（内伤杂病范畴），则需根据不同表现抓住不同时期的主证，并立法用药。

"从化"是病人感受外邪以后，病邪随着体质的不同而发生的变化。这是使很多疾病产生始同终异，或始异终同的根本原因。"从化"问题，在外感热病中最为多见。外邪有风、热、暑、湿、燥、寒的不同，人的体质也有阴阳、虚实、燥湿、寒热之异，阳虚外寒，阴虚内热，阳盛则热，阴盛则寒。由于人的体质不同，当外邪侵入，矛盾激化以后，体质起的作用就更容易显现出来。一般在阳盛之体，感受了阴寒之邪，或阴盛之体，感受阳热邪气，在体质和病邪之间，发生了根本矛盾的情况下，"从化"的现象更为突出，例如，伤寒化热，是在病人体质阳热的基础上发生的；湿热化燥，是在病人体质阴虚血热的基础上产生的；湿热化寒，是在病人体质阴寒的基础上产生的；温热夹湿的从燥化与从湿化等，也与病人体质燥湿有关。

古人对"从化"问题，早有认识，《医宗金鉴·伤寒心法要诀》中提出"从类化"。

六经为病尽伤寒（广义），

气同病异岂期然？

推其行藏原非一，

因从类化更多端。

明诸水火相胜义，

化寒变热理何难？

漫言变化千般状，

不外阴阳表里间。

从吾师对外感热病中温热夹湿症的认识，可见印老对疾病观察细致，感悟客观且不拘泥于古人之说，敢于创立新见解。我在临床上见到印老对温热夹湿的患者常顾及温热及湿浊双方，采用化湿、燥湿、利湿及清除温热的方法治疗，代表方有：黄连香薷饮、四苓散加味、达原饮、苍术白虎汤、蒿芩清胆汤、枳实导滞丸等。

一、寒湿闭暑

此病常见于盛夏季节，故称为"暑病"。其突出症状为心烦口渴。寒湿闭暑是表有寒湿困闭，而里郁暑热的病证。

【表现】恶寒，身重痛无汗，胸脘胀闷，发热呕吐，心烦口渴，舌质红，苔黄腻，脉数。

【立法】清热散湿。

【处方】黄连香薷饮。

黄连 6g　　香薷 9g　　白扁豆 9g　　厚朴 9g

【方解】黄连清泻里热；香薷散湿消暑；白扁豆、厚朴利湿燥湿。

二、暑湿吐泻

【表现】寒热往来或以恶寒为主，身重痛，胸脘堵闷，吐泻腹痛，心烦口渴，喜冷饮，肢冷，脉微细，舌质红，苔腻。

【立法】清暑利湿。

【处方】四苓散加味。

茯苓 15g　　猪苓 9g　　白术 9g　　泽泻 9g

苍术 9g　　藿香 9g　　黄连 6g

【方解】茯苓、猪苓、泽泻、白术，健脾利湿，以治腹泻；黄连、苍术、藿香，和胃清暑辟秽，以治呕吐。

三、暑湿瘟疫

瘟疫是多种烈性传染病的总称，暑湿瘟疫是开始以暑湿出现的瘟疫，即以温热夹湿出现的传染病。

【表现】烦躁，头痛，项强，憎寒壮热或寒热往来，胸闷呕吐，身重痛，舌质红或深紫，苔黄腻，或见积粉苔。

【立法】燥湿清热。

【处方】达原饮加减。

槟榔 9g　　厚朴 9g　　草果 4.5g

知母 9g　　黄芩 9g

【方解】槟榔破气行痰湿；厚朴、草果，温燥化痰湿；知母、黄芩，清邪热。

四、肌热夹湿

【表现】高热，阵寒，大汗，口渴，心烦，胸脘胀闷，一身重痛，舌质红，苔腻，脉洪大。

【立法】解肌燥湿。

【处方】苍术白虎汤。

生苍术 9g　　生石膏 30g　　知母 9g

甘草 6 克　　粳米 30g

【方解】生石膏、知母解肌清热；甘草调中散热，粳米保护胃气；生苍术燥湿散热。

五、痰热内扰

【表现】寒热往来，烦闷呕吐，多汗口渴，少睡，尿赤，舌质红，苔黄腻，脉数。

【立法】清热化痰。

【处方】蒿芩清胆汤加减。

青蒿 12g　　黄芩 9g　　半夏 9g

陈皮 9g　　茯苓 9g　　枳实 9g

竹茹 9g　　滑石 12g　　大青叶 15g

【方解】青蒿、黄芩，清透湿热、燥湿；枳实、陈皮，理气除痰湿；半夏、竹茹，和胃治呕吐；滑石、茯苓，清利湿热；大青叶清热解毒。

六、湿热积滞

【表现】胸脘胀闷，脘腹结滞，大便稀溏，色如黄酱，心烦口渴，舌苔黄腻，脉数。

【立法】通肠导滞。

【处方】枳实导滞丸加减。

枳实 9g　　大黄 9g　　黄芩 9g　　黄连 9g

茯苓 9g　　白术 9g　　泽泻 9g

【方解】枳实下气除胀满；大黄荡实去肠滞；黄芩、黄连清热燥湿；茯苓、白术、泽泻健脾利湿。

印老批注（亲批影印）：

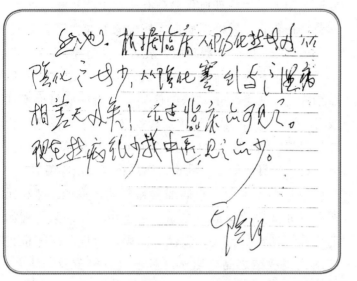

然也。根据临床从阳化热为多，从阴化寒为少，从阴化寒则与寒湿病相差无多矣！不过临床亦可见之。现在热病很少找中医，见之甚少。

难治性疾病应注意化瘀、散结

临床上很多慢性疾病治疗较为棘手，而"死血""顽痰"往往是疾病不易治愈的根源，印老称之为"障碍"，障碍一日不除则病患一日不去。瘀血不除则经络不通，水湿就易于凝聚成痰，痰阻经络，气血运行不畅又容易形成瘀血，故痰与瘀往往互相搏结，造成脏腑功能失调，而引出一系列临床症候群。对此印老常以理血及散结为法（散结有化顽痰之意）。尤其在某些慢性、难治性疾病的治疗上该法有着重要的作用。

瘀血有些是显而易见的，如外伤瘀血，患者有明确的外伤史，有红肿、青紫、疼痛固定不移及一系列可见外伤瘀血的症候。有些瘀血则是靠推论得出的，如病症经久不愈，中医常认为"久病入络"，必有瘀血。

对于很多慢性病症印老都在主方的基础上加用理

血之品，我也感悟到化瘀是临床常用的一种重要治疗方法。印老常用的理血化瘀药有土鳖虫、水蛭、丹参、赤芍、花蕊石，并根据病症、病位的不同选用茺蔚子、泽兰、川芎、降香、琥珀面、乳香、没药等。

对于一些良性包块，印老认为属于"结"，故常以散结为法（见疏肝散结法的应用）而有些病虽摸不到或看不到"结"，但病情缠绵或难以痊愈者，印老认为这是因为"有障碍"，故也以软坚散结之夏枯草、生牡蛎、玄参、川贝母、海藻、昆布、海浮石等"消除障碍"。

印老对于难治性疾病如脑血管病、癫痫、神经元疾病等亦加用化瘀散结之品，对于病程长的某些病如老年性慢性支气管炎、慢性肾衰竭、慢性肝病等也宜加用化瘀散结之品。当然，对于确有瘀象及结块者，就更要运用上法了。

∽ 弟子问 ∽

能不能说对慢性难治性疾病在选好主方的同时加用化瘀、散结之品是提高疗效的关键呢？请吾师指教。

印老批注（亲批影印）：

印老批注

久病入络这是古训已然！

久病入络，自当古训已然

治疗低血压宜补先天及后天之本

临床上我跟印老学习中见到有低血压的患者，平素血压偏低，遇饮食不佳、劳倦等因素则眩晕。依兼证之不同可以分清病变脏腑所在，如兼见腰膝酸软、腰痛、小便余沥者，其病多属肾；兼见纳差乏力、脘腹坠胀、面色萎黄者，其病多在脾；兼见心悸气短、健忘多梦者，其病多在心。气虚者多见气短乏力等症；血虚者多见心悸、健忘、面色苍白等症。印老认为脾肾两虚，清气不升，精气不足，髓海不充所致者为多。

一、清气不升

【常见症状】头晕目眩，心慌，疲倦汗出，四肢冷凉，少气懒言。舌淡，脉虚无力等。

【病症分析】由于气虚，清气不能上升入头，故见头晕；血少则不能养肝，肝开窍于目，故目眩；血不养心，故心慌；气血不能充养肌肉，则见疲乏；阳气虚不能固摄，则见汗出；气血不能荣于四肢，故见四肢冷凉，气虚血少则见少气懒言。

【立法】益气升清。

【处方】补中益气汤加减。

黄芪、党参、当归、白术、甘草、陈皮、升麻、柴胡、蔓荆子、生姜、大枣等。

【方解】黄芪、党参、白术、甘草补脾益气；升麻、柴胡、蔓荆子引药上行，升举清气；陈皮理气，当归养血，配以生姜、大枣调和营卫。

二、肾精不足

【常见症状】眩晕，头脑发空，耳鸣心悸，腰膝酸软，健忘少寐，舌淡苔少，脉沉细无力等。

【病症分析】髓海不足，则见头晕耳鸣，头脑发空；肾精虚不能生血荣心，故心悸少寐；肾精虚不能主骨、生髓、荣脑，故见膝软，健忘；腰为肾之外府，肾虚故见腰酸。

【立法】补肾益精。

【处方】右归饮加减。

熟地黄、沙苑子、鹿角霜、枸杞子、山茱萸、紫河车、菟丝子、五味子。

【方解】熟地黄、沙苑子、鹿角霜、紫河车、菟丝子补肾益精；山茱萸、五味子、枸杞子养肝血，取肝肾同源之意，以达补肾精之功。

【跟师体会】影响血压的因素分别是：心脏泵血能力、血管舒缩能力及血容量。前两个因素往往与体质性低血压关系不大，所以西医对低血压往往靠改善血容量来缓解，即发作时用补液方法暂时处理，长期应用此法不妥。中医治疗本病疗效虽慢，但长期应用确有疗效，印老利用升清降浊之法，以补中益气汤为主方，或用补益肾精之法，以右归丸为主方调理患者，减少低血压的发生。改善患者的身体素质是中医的优势，印老已有经验在先，吾辈在临床细心体会，抓准主症，恰当应用上述方药，能为一些低血压患者稳定血压，减轻痛苦。

印老批注（亲批影印）：

印老批注

无此经验，平补气血，若八珍、十全大补等是常用的，然桃红四物、抵当丸则未敢一试。

无此经验。平补气血，⋯⋯十全大补是经常用的，⋯桃红四物、抵当丸，则未敢一试。

印会河

肺络停瘀证治

【病例】患者刘某，女，27岁。就诊日期1998年7月13日。

患者诉"胃痛"，曾于消化内科就诊，疑诊胃炎，予胃黏膜保护药。而经印老追问，患者实为胸腹之间部位（胸膜）疼痛，患者深吸气、咳嗽、打喷嚏时痛甚，且不能侧卧，只能仰卧睡眠，伴黄稠痰。虽无明确呼吸系统感染史，但其症状符合"胸膜炎"表现，不能用消化系统疾病来解释，西医虽未能确诊，而印老独具慧眼，不为其"胃炎"诊断所惑。

【辨证】瘀热结肺。

【立法】化瘀清热。

【处方】

桃仁12g　生薏苡仁30g　冬瓜子30g　芦根30g

赤芍30g　丝瓜络10g　广郁金15g　丹参30g

桔梗10g　鱼腥草30g　生甘草10g　蒲公英30g

【方解】苇茎汤清肺热、祛肺中瘀滞而成的痰浊脓血。丝瓜络，以络入络。因为肺痈往往由痰、血与风热郁结肺中而成，故加桔梗、甘草排脓化瘀。赤芍、丹参活血化瘀，兼用郁金理血又行气，使气行血散而瘀腐痈脓得除，且鱼腥草、蒲公英清肺消炎。诸药合用，清肺凉血，润燥排痰，胸痛自除。

【跟师体会】

1. 应将下胸部疼痛与胃脘痛、胁腹痛相鉴别。医者应抓住深呼吸、咳嗽、喷嚏时痛甚等特点明确诊断。

2. 本患者虽非肺痈，但印老认为此患者为瘀热停肺造成的不通则痛，采用清热化瘀，行气除痛之法，未病先防，既病防变。

弟子问

是否如此，请吾师指教。

印老批注

胃不虚不逆气，指纳食后呃、嗳气而言，与呼吸咳嗽等无涉。本病呼吸咳嗽引痛，且不能侧卧，这显然是呼吸系统之疾，且最常见为胸膜刺激征、胸膜炎。《金匮》谓肺痈"咳而胸中隐隐痛是也"。我治此病一般是"乘其未及而击之"不待其痰腥臭，吐脓而先按肺痈治之，效果甚好。若脓成则排脓及恢复组织，困难多矣。近有中药专业老病人马某来访，彼即支气管扩张，吐脓血老病人，经治疗甚久，痊愈后现在邯郸制药厂工作大致20年了，迄为复发，可见西医支气管扩张"不可逆"的说法，并不可全信。但病未成脓，便无脓可排，祛瘀则消脓于未然，更优于排脓也，盖脓即瘀血遇热所化，即《金匮》"热过于荣"之也。

印老批注（亲批影印）：

抓肺燥失润之主症，灵活选用清燥救肺汤

【出处】《医门法律》。

【组成】桑叶（经霜者） 煅石膏 甘草 人参 胡麻仁（炒） 阿胶 麦门冬 杏仁 枇杷叶

【主治】温燥伤肺证。头痛身热，干咳无痰，气逆而喘，咽喉干燥，口渴鼻燥，胸膈满闷，舌干少苔，脉虚大而数。

【方解】本方所主系燥热伤肺之重证。秋令气候干燥，燥热伤肺，气阴两伤，失其清肃润降之常，故干

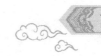

咳无痰，气逆而喘，咽喉干燥，口渴鼻燥；《素问·至真要大论》载"诸气膹郁，皆属于肺"，肺气不降，故胸膈满闷。治宜清金保肺。方中重用桑叶质轻性寒，清透肺中燥热之邪，为君药。温燥犯肺，温者属热宜清，燥胜则干宜润，用石膏辛甘而寒，清泄肺热；麦冬甘寒，养阴润肺，共为臣药。《难经·第十四难》载"损其肺者益其气"，故用甘草培土生金，人参益胃津，养肺气；麻仁、阿胶养阴润肺，肺得滋润，则治节有权；《素问·藏气法时论》载"肺苦气上逆，急食苦以泄之"，故用杏仁、枇杷叶之苦，降泄肺气，以上均为佐药。甘草兼能调和诸药，以为使。全方肺金之燥热得以清宣，肺气之上逆得以肃降，燥热伤肺诸证自除。

【跟师体会】清燥救肺汤，内科学中将其用于肺痿证。通过学习印老治疗数位病人选用此汤加减，得出如下体会。

1.抓主症　病人或咳或咳喘哮鸣，但必有吐白沫不爽或胶黏之痰、口干等肺燥之象。

2.主要病机　肺热叶焦，肺燥失润。

3.无论新病、久病、轻疾或重恙只要抓准主症即可　病人或为新病，遇秋燥季节发为上症，或有肺部疾病如肺癌、肺心病、肺气肿，而以咳吐白沫不爽为主症者即可。

4.灵活化裁　观印老方中选用下药。

桑白皮 15g　　桑叶 10g　　　杏仁 12g

麦冬 15g　　　沙参 15g　　　石斛 15g

阿胶珠 10g　　黑芝麻 10g^(捣)　生石膏 30g^(先下)

枇杷叶 10g　　黛蛤散 15g^(包)　芦根 30g

天花粉 15g

5.盖原方中甘草、人参偏于补气，润补中焦，与肺之"燥火"不甚相合，故印老去之不用。将人参易以沙参生津润燥更合适；而加入桑白皮、黛蛤散以助清除肺热，热去则可以谈"保津",否则热盛则津伤。另外,芦根、天花粉生津润燥,使肺燥缓解,肺得以布津而治燥咳、口干等症。对于久病者,天花粉既生津润燥,又入血分活血,一举两得。

综上所述,我们可以看出印老组方选药较之古方更为合理。

清肺凉血、排痰化瘀是治疗支气管扩张的主要原则

支气管扩张大多是反复出现的肺部感染,导致支气管囊样或柱样扩张,痰液潴留,甚则咳血。发生继发感染时痰为脓样,腥臭异常。印老治疗此病对"痰多,不臭,无咳血者"多用清气化痰丸加减。

清气化痰星夏橘,杏仁枳实瓜蒌实。

芩苓姜汁为糊丸,气顺火消痰自失。

1. 本方为治疗上焦痰火壅盛,痰热咳嗽的常用方。临床应用以咳痰黄稠,胸膈痞闷,舌红苔黄腻,脉滑数为辨证要点。若痰多气急者,可加鱼腥草、桑白皮;痰稠胶黏难咳者,可减半夏,加黛蛤散;恶心明显者,加竹茹。临床常用于肺炎、急性支气管炎、慢性支气管炎急性发作等属痰热内结者。

2. 印老认为此方是清气降气、化痰除热的方剂。方用胆南星、姜半夏燥湿化痰;橘红顺气化痰;杏仁降气润肺;黄芩、瓜蒌仁清热化痰;枳实破结下气;茯苓渗湿化痰。取气顺则火热皆清,痰不再生之意。用于治疗痰热内结,咳嗽,痰黄而黏,不易咳出,胸膈痞闷等症,对支气管扩张痰多者适宜。

3. 对于痰热脓血者或咳吐痰沫腥臭者则以苇茎汤

加味，如桃仁、生薏苡仁、冬瓜子、芦根、桔梗、生甘草、赤芍、丹参、橘络、鱼腥草、黄芩等。其中桃仁、薏苡仁、冬瓜子，开泄肺与大肠，去除瘀热；芦根生津润燥退热；甘草、桔梗解毒排脓；赤芍、丹参祛瘀，除其化脓之源；鱼腥草、黄芩清肺与大肠之热而解脓毒；橘络能通肺络，畅气血，使肺络通利。

4. 对于咳血兼有痰热之象者以咳血方加减，用诃子肉、瓜蒌仁、海浮石、焦栀子、蜂蜜、牡丹皮、青黛、赤芍等。其中诃子肉固涩止血；瓜蒌仁、海浮石祛痰润肺；青黛、栀子解毒清热；牡丹皮、赤芍凉血活血；蜂蜜润肺生津。

总之，清气化痰汤主症为痰多，黏稠不臭；千金苇茎汤的主症为痰腥痰臭；咳血方的主症为痰中带血。

～ 弟子问 ～

治疗支气管扩张要注意化痰，清肺顺气、排脓、化瘀、凉血等。以上为我跟师以来见到的，尚有未见者，请吾师指教。

印老批注（亲批影印）：

老兄高见。

印老批注

基本为此。

旋覆花汤治疗胸痹应注意的问题

中医的胸痹，即以胸部疼痛为主的一系列表现。病理机制有瘀血湿浊阻滞，心阳心血不足等不同，宜分型论治。

有的病人以胸闷不舒为主症，病机属络脉瘀阻，为"肝着"之象。印老以旋覆花汤为主（参考《金匮要略》旋覆花汤之意），方用旋覆花、茜草、红花活血宽胸，配瓜蒌薤白半夏汤通心阳、祛痹宽胸。瓜蒌既宽胸又润肠通便，对便秘者适宜（冠心病患者以注意大便通畅为要事）。若患者胸闷，辨证见内有湿浊，则配用茯苓、杏仁、薏苡仁、甘草等助脾运湿。体质较弱及年老者加生脉饮益心气，补而不碍祛邪。印老用方往往根据患者病情而兼顾祛瘀、化痰湿、益心气等法，照顾一般胸痹患者瘀痰互阻、胸阳不振、心气不足的主要病机。

《金匮要略》记载："肝着，其人常欲蹈其胸上，先未苦时，但欲饮热，旋覆花汤主之。"（五脏风寒积聚病脉证并治第十一·七）；"寸口脉弦而大，弦则为减，大则为芤，减则为寒，芤则为虚，寒虚相搏，此名曰革，妇人则半产漏下，旋覆花汤主之。"（妇人杂病脉证并治第二十二·十一）。旋覆花汤组成：旋覆花三两，葱十四茎，新绛少许。关于方中的新绛，《神农本草经》未载，有医家认为是用茜草汁或其他如藏红花汁、苏木汁，染成大赤色的丝织品。梁·陶弘景称绛为茜草，谓新绛为新刈之茜草，后世多从。方中葱白以通胸中之气，如胸痹而用薤白之例；旋覆花以降胸中之气，如胸满噫气而用旋覆花之例；新绛乃茜草所染，用以破血，茜草主入肝经，是治肝经血着之要药，全方功专疏肝解郁，宣阳散结，活血化瘀，通络止痛，用来治疗气滞血瘀之胸痛。

弟子问

平素印老活血多喜用桃红四物汤及丹参、鸡血藤一类。重者久瘀用土鳖虫等，若胸痹者旋覆花汤加以上化

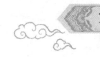

瘀药中的数味可否？请吾师指教！

印老批注（亲批影印）：

> （手写影印内容）

清肝解毒汤治疗乙肝

我国为病毒性肝炎的高发国家，尤其是乙肝对患者危害很大，迁延不愈者还会发展为肝硬化，甚至肝癌，因此早期治疗十分重要。

印老对乙肝的治疗常以清肝解毒方加减，方药如下。

柴胡、赤芍、当归、丹参、半夏、黄芩、生牡蛎、板蓝根、土茯苓、蒲公英、虎杖、白花蛇舌草等。

上方主要用于大三阳或小三阳者，具有疏肝、清肝、解毒之功。

若患者乙肝伴腹胀者，印老则加紫菀、桔梗、款冬花等开肺气利三焦；伴腹水者加防己、椒目、葶苈子、大黄等可通水道；肝病日久，瘀血阻络，气、水、血互结，

印老批注

桃红四物是以肝经药为主，胸痹心痛，重点在心，开胸之痹，痰浊瘀血痹而不通，入肝通瘀，不一定消其憋闷，故常于金匮胸痹心痛短气病中求之。旋覆花汤系《五脏风寒积聚病》篇"肝着"方也，常"其人常欲蹈其胸上"遍求无此疾病，独与冠心病近似，故余即锲而不舍求之。马迹蛛丝，似有可寻，需继续观察，以正古人之昧。盖古以肝左脾右也。明明错误，食古不化者？犹以"气行"搪塞，吾不信也。肝着为心病，于此可见矣！"肝左"者实心左也。不泥于古而有成，吾心慰矣！

25

桃仁、水蛭、土鳖虫、广郁金、川楝子既行气又活血，加之生牡蛎、玄参、川贝母、散结软坚；若伴脾大者再用莪术、青皮、炙鳖甲、炮甲片等散结消癥……

【跟师体会】

1. 早期以小三阳为主者重在清肝解毒，至中晚期则根据病情或以印老化瘀通气方治疗气臌；或以化瘀通气排水方治疗水臌；或以鳖甲饮治疗肝硬化脾大症。上述症候为乙肝的不同阶段表现出来的各种不同问题；它们虽不相同，却有着内在的联系，而且临床上不能机械地把它们分割开来，要根据病情灵活变通。

2. 中医学认为，乙肝病毒属于一种"湿热疫毒"的邪气。临床研究也发现，湿热阻滞是慢性乙型肝炎最主要的中医临床证型。湿性黏腻，缠绵难去，因而慢性乙型肝炎病程长。湿热内蕴者多表现为口干、口苦，喜冷饮，容易上火，小便黄，舌苔黄、厚、腻。治疗方面一般选用清肝解毒、健脾化湿之品，不宜过早使用滋补药品。但若久病或先天禀赋不足，中医认为属脾胃虚弱的患者，宜少用寒凉之品，而应注意调理脾胃。

3. 乙肝病毒感染之初并无症状，至一定程度，部分病人表现为不同的证候特点，治法和用药也因人而异。在疾病的某一阶段，患者往往会为症状、体征或客观指标的异常而苦恼，医生应该区别轻重缓急，分清主次先后，在整体调理的前提下，或对某一环节重点解决，或多环节用药同时进行，清除病毒则可从长计议。乙肝在发生发展过程中具有一定的规律性，病毒感染人体后大致沿着潜伏状态——急性发病——慢性过程——肝纤维化——肝硬化甚至最终发展为肝癌这一过程进展。在上述不同的病理过程和临床阶段，应该分别论治，以治未病为原则，达到阻止疾病发展、促使疾病痊愈的目的。

大柴胡汤在消化系统疾病治疗中的应用

中医学认为"六腑以通为用",仔细体会这句话,内涵颇多。观印老治疗消化系统诸病,如胆囊炎、胆石症、胰腺炎、胃酸过多型胃脘痛等皆以大柴胡汤为主加减调治,对"通腑"有了更多的感悟。

一、胆囊炎、胆石症

胆囊炎及胆石症合并胆囊慢性炎症是临床常见病,西医认为是胆道系统排泄不正常,胆汁淤积等因素造成;中医认为少阳胆腑不利是根本病机,主张以利湿为法,印老选大柴胡汤加减。

柴胡 10g	半夏 10g	黄芩 12g
枳壳 10g	赤芍 30g	川大黄 3~6g
川金钱草 30g	广郁金 15g	茵陈 30g
海金沙 30g	鸡内金 10g	

必要时加王不留行 10g,玄明粉 5g^(分冲)等。大柴胡汤清泄胆热,又能通腑,配以"四金"利胆排石;王不留行促使结石活动,玄明粉用于大便不稀者,可以化石通腑以助排石。

二、胰腺炎

胆与胰皆为消化器官,皆有开口通于肠,参与消化功能,因此治胰腺炎的方法与治胆相同,清胰通肠,清解少阳,大柴胡汤主之。

印老用柴胡、半夏、黄芩、枳壳、赤芍、川大黄、青木香、广郁金、茵陈、桃仁、蒲公英、虎杖等药。

大柴胡汤清解少阳；蒲公英、虎杖、青木香清热消炎；茵陈利胆，有利于清胰。

三、胃酸过多型胃脘痛

胃排空不利，胃酸滞留，胃酸刺激胃壁，出现胃脘痛，除制酸外，要"通腑"。此处通腑并非单纯排便，而是指恢复胃肠向下蠕动的功能，使胃酸不滞留。印老选大柴胡汤加健胃制酸之品调理。柴胡、黄芩、半夏、赤芍、枳壳、熟大黄、煅瓦楞子、煅牡蛎、吴茱萸、黄连或酌加陈皮、竹茹等。大柴胡汤清热通腑，左金丸及煅牡蛎健胃制酸。

弟子问

大柴胡汤除了治疗上述病症还常用于什么情况，请吾师指教。

印老批注（亲批影印）：

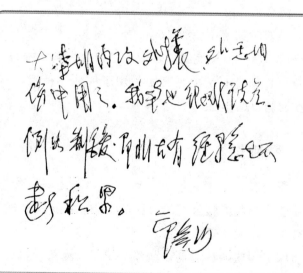

印老批注

大柴胡内攻外攘，外感内伤中用之。我辈也很难说全。例如制酸即非古有经验，在不断积累。

荆防败毒散新用

> 荆防败毒草苓芎，
> 羌独柴前枳桔同，
> 外感身痛头项重，
> 散寒祛湿并祛风。

荆防败毒散为人参败毒散祛人参，加荆芥、防风组成，有荆芥、防风、羌活、独活、川芎、柴胡、前胡、桔梗、枳壳、茯苓、甘草。该方能解表散寒，祛风除湿。用于"流感"或感冒等病症初起，即感受风寒湿等外邪而出现的表证，如恶寒、发热、无汗、头痛、肌肉关节酸痛、舌苔白腻、脉浮等。所谓"毒"是指时行不正之气。

印老将此方用于某些糖尿病肾病患者，起到减轻水肿、减少蛋白尿的作用。

【典籍记载】《景岳全书》云：一凡水肿等症，乃肺脾肾之病。盖水为至阴。故其本在肾，其标在肺；水唯畏土，故其治在脾。肺虚气不化水，脾虚土不制水。人体水液代谢，靠肺的输出、脾的运化和肾的开合相互协调完成，水液进入胃以后，由脾上输于肺，经过肺的肃降，下归于肾。

【跟师体会】荆防败毒散加减意在调理肺、脾、肾三脏，肃肺健脾，利水除湿。方中荆芥、防风、羌活、独活、柴胡、前胡能祛湿邪，即"风能胜湿"；枳壳、桔梗行气，使气行则水行；茯苓、生薏苡仁、山药健脾祛湿以消肿；薄荷、生姜畅气机、发汗、除水湿；川芎在此为理血，使气血畅则水气易除；芡实收敛，涩精固肾。曾见印老治疗水肿甚，体质盛实者用疏凿饮子，对湿热兼阴伤者用猪苓汤，脾胃失和者用胃苓汤，肾阳虚衰者用济生肾气汤，脾肾阳虚者用真武汤等，而对辨证属湿邪停滞，肺气郁闭者，则用荆防败毒散加减治疗。诸药合用，对于水肿有胜湿消肿之功，对于治表又有降尿蛋白之说，于中西医之医理均属符合。准备观看效果，以待进一步总结。

弟子问

不知上述体会对否，请吾师指教。

印老批注

尿蛋白一直困扰着我，近见报道荆防败毒散能消尿蛋白，故而用之。中医有理论可以无疗效，反之，无理论可以有疗效。脍炙与熊掌，二者不可兼得，吾宁取后者而不要空头理论！中医很多理论均需经过再实践，非独本方为然。为桔梗、紫菀，何以能消肝胀？大黄、附子又为何能去血氨？理之所无，事之竟有，大肚容物，放眼收新，才能在今后中医界立足……从经方欣赏验方，这是一大进步，可喜也。当拭目以待！

印老批注（亲批影印）：

寒滞肝脉的治疗体会

　　寒滞肝脉证以寒邪凝滞肝经气滞为特征。足厥阴肝经绕阴器抵少腹，寒为阴邪主收引，寒邪凝滞肝经、筋脉拘急、气血运行不畅，可见下腹胀痛，睾丸、阴囊冷痛、坠胀。此疼痛拒按或遇寒加剧得温则缓。因感受寒邪阳气被遏，或阳虚温煦作用减弱，可伴见形体寒冷，面色苍白，舌淡、苔白，脉沉弦。

　　寒疝专指腹中冷痛，仲景依据当时寒气流行规律，重点阐述寒性腹痛的诊治，《金匮要略·腹满寒疝宿食病》17 条对其病机、症候、诊断及定义，给予细致阐述："腹痛，脉弦而紧，弦则卫气不行，即恶寒，紧则不欲食，邪正相搏，即为寒疝。"由此可认为寒疝是由内脏虚寒，复感寒邪（或风寒），寒邪袭于厥阴经而发病。

【处方】

荔枝核 15g	炒橘核 15g	栀子 10g
山楂片 30g	枳壳 10g	吴茱萸 9g
川楝子 15g	小茴香 6g	广木香 6g

【跟师体会】**导气汤（集解导气汤）**

　　　　寒疝痛用导气汤，川楝茴香与木香，

　　　　吴茱萸以长流水，散寒通气和小肠。

疝气汤

　　　　疝气方用荔枝核，栀子山楂枳壳益，

　　　　再入茱萸入厥阴，长流水煎疝病解。

　　印老处方合二方而一且再加味更适用于临床，方中荔枝核入肝肾二经，除寒散滞。炒橘核行肝经结气，栀子泻三焦火而利湿从小便而出，山楂散瘀消积，枳壳下气破结，吴茱萸入肝经温散寒邪，燥湿破结，川楝子入肝舒筋止痛，木香通调诸气，通利三焦，疏肝而和脾，小茴香温暖下焦，除冷气，共奏疏肝理气，散寒止痛之效。若病久有瘀象者可加当归、桃仁、土鳖虫等活血药，痛重者可加生薏苡仁、木瓜舒挛定痛；寒重者酌加首乌药等温暖下焦。

印老谓：男子下腹痛多为疝，女子下腹痛多为瘕。故又称：男子有疝无瘕，女子有瘕无疝。临床上不分男女，遇下腹痛诸症属寒滞肝脉等可酌情用此方。

印老批注（亲批影印）：

印老批注

肝司少腹，故少腹凉痛常以温肝为主，治疝治瘕，异病同治，故凡少腹寒滞，舍温肝莫属。少腹部除阑尾炎外，甚多均为"肝"疾，温肝导气，用途之广，可以见矣。

风寒湿邪在表及寒湿夹热、痰瘀互阻痹痛中的不同治疗

黄柏苍术汤为朱丹溪之上中下通用痛风方。

黄柏苍术天南星，

桂枝防己及威灵，

桃仁红花龙胆草，

羌芷川芎神曲停，

痛风湿热与痰血，

上中下通用之听。

【黄柏苍术汤】疏风清热，祛湿化痰，活血止痛。能治周身骨节疼痛的"痛风"症（痛风即风痹，指外受风邪为主，夹寒、夹热、夹湿、夹痰或瘀血阻络导致的痹证）。本方可通治各种原因所致痛风，症见肢节疼痛，游走不定等。

方中重用苍术祛风散寒，燥湿健脾，黄柏、龙胆草苦寒，清热燥湿；防己行水，合用能治湿和热。天南星辛苦温，燥湿化痰散风；桃仁、红花活血行瘀；川芎调血行气，治痰血内阻之证。白芷去头面部风邪；羌活去骨节间风湿；桂枝去手臂足胫风邪；威灵仙祛风除湿，通经络，长于治背痛，诸药合用，周身骨节疼痛俱除。综观本方，既能疏散风邪于上，又能泻热渗湿于下，还能活血燥湿除痰，所以上中下痛风皆可通用。印老认为湿之甚可凝结为痰，而此方祛痰湿顽痹以里证为主者效果更佳。

独活寄生汤为孙思邈之方，功能养血舒筋，祛风除湿，用于肝肾两虚、风寒湿三气杂至，痹阻经脉，而致腰膝冷痛，酸软无力，屈伸不利，喜暖畏冷等症。方中独活、细辛专入足少阴肾经，搜风寒、温血脉，祛寒除痹；配以秦艽、防风疏通经络、升发阳气，以祛风化湿；桑寄生补肝肾、益气血、祛风湿；又配合杜仲、牛膝固肾强筋健骨；更用熟地黄、当归、白芍、川芎活血养血；人参、肉桂、茯苓、甘草益气补阳，全方主旨是用辛温以散之，甘温以补之，使肝肾强，气血足，风湿除，筋骨壮而腰膝痹痛自愈。此方既能补正，又能祛邪，对风寒湿乘虚而入造成的腰膝疼痛，腿脚冷痹无力、屈伸不便等有效。

印老谓，独活寄生汤证相对来讲邪在表，以风寒湿邪为主，而黄柏苍术汤证相对来讲邪在里，以寒湿夹热、凝结为痰，兼血脉不和为病机。

弟子问

能否认为筋骨关节疼痛以风寒湿三气杂至，邪气在表为主者，疼痛部位多在腰以下者，兼有正虚者可考虑应用独活寄生汤。而风寒湿热痰血兼夹为病，痰瘀互阻之筋骨关节疼痛遍及周身者，可考虑应用黄柏苍术汤。请吾师指教。

印老批注（亲批影印）：

抵当汤活用

伤寒论太阳篇记载："太阳六七日，表证仍在，脉微而沉，反不结胸，其人发狂者，以热在下焦，少腹

印老批注

独活寄生汤治"三痹"，即风寒湿痹，主要是寒湿痹痛，重在下部和大关节。因水湿流下故也。黄柏苍术汤主要治背部及小关节，可认为重点是类风湿。特别是用了威灵仙，对脊椎及背痛有明显的优势。独活寄生有细辛，当然对祛寒缓痛有益，黄柏苍术用了黄柏、龙胆草，苦以燥湿，寒以清热，可认为对湿热夹瘀作用为好，方中南星是去痰之药，痰为湿被热蒸所化，阻遏气血运行故用之。古方非同时一人所创，难定其思路为何。临床用方都有加减，加减后可以面目全非，临床须结合经验，似不必斤斤计较也。黄柏苍术汤中的桂枝，可认为佐药温通，不必再以治疗论之。

当硬满，而小便自利者，下血乃愈。所以然者，以太阳随经瘀热在里故也，宜下之以抵当汤"。太阳病，身黄，脉沉结，少腹硬满，小便不利者，为无血也；小便自利，其人如狂者，血证谛，属抵当汤。《金匮要略·妇人杂病脉证并治》，"妇人经水不利下，抵当汤主之"。

　　抵当汤用桃仁黄，水蛭虻虫共合方。

　　蓄血胞宫少腹痛，破坚非此莫相当。

抵当汤是中医方剂中破血逐瘀力量最强的，印老取其精华后又发扬光大，在用药上有所改变，在治疗范围上也突破了某些局限，现简记如下。

1.月经淋漓不断，属胞宫瘀血者，以此方加减下瘀血。

2.痛经，属于胞宫有瘀者，此方除瘀血。瘀血去，经脉通，通则不痛。

3.闭经，属于瘀血闭阻者用此方。

4.癫痫，外伤瘀血性癫痫，以此方加软坚散结等药，清除瘀血及障碍。

5.黄疸，属于病在血分者（患者非胆石症等阻塞性黄疸），印老以活血为主。

弟子问

原方中虻虫的临床疗效不如土鳖虫，故印老去之不用，以土鳖虫代之。还有哪些病症可以选用此方？请吾师指教。

印老批注（亲批影印）：

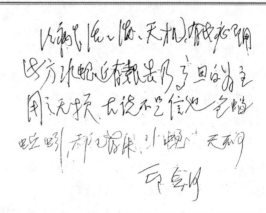

前列腺疾病的分型与证治

一、前列腺炎

前列腺炎是指前列腺特异性和非特异性感染所致的急慢性炎症，从而引起的全身或局部症状。前列腺炎的症状可有尿频、下腹及会阴部疼痛，尿道疼痛，尿道口有乳白色黏液，也可伴有性功能减退，中医学称之为白浊。印老将其分为三型。

1. 肝经湿热型　宜泻肝燥湿，以龙胆泻肝汤加减。龙胆草、栀子、黄芩、柴胡、车前子、泽泻、木通、黄柏、萆薢、苦参。

2. 肾虚流浊型　宜补肾益精，以右归饮加减。熟地黄、山药、山茱萸、杜仲、补骨脂、桑螵蛸、益智仁、菟丝子、连衣核桃肉、鹿角霜等。

3. 脾虚湿盛型　宜利湿健脾，以参苓白术散加减。党参、白术、薏苡仁、白扁豆、陈皮、山药、莲子、芡实等。

二、前列腺增生

前列腺增生症又称前列腺肥大，多发于老年人，可压迫尿道，造成尿等待、尿流变细、尿频、尿中断或点滴而下，甚至尿潴留或尿失禁。中医学称之为"癃闭"。印老将其分为三型治疗。

1. 三焦火热型　宜清降三焦，以黄连解毒汤加减。黄连、黄芩、黄柏、栀子等，使上中下焦热邪清除，热祛火降，水趋下流。

2. 前阴癥积型　宜疏肝散结方加减。柴胡、赤芍、当归、丹参、生牡蛎、玄参、川贝母、夏枯草、海藻、昆布、海浮石、牛膝等。

3. 肺热气壅型　宜清肺利水，以清肺饮加减治疗：桑白皮、黄芩、栀子、茯苓、木通、车前子、桔梗等。

肺为娇脏，为水之上源，司水液代谢，肺热气壅，肺气不利则不能通调水道下输膀胱，清肺饮既能清肺热又通利小便。此正体现了中医"提壶揭盖"的思想。

印老批注（亲批影印）：

［手写批注影印件］

印老批注

前列腺炎古称白浊，用草薢分清、泻浊固本等方，效果平平，至增生、肿大阶段基本上采用软坚散结，效果亦不十分满意。可于临床多加总结。

白带与黄带的不同证治

带下异常在女性中不少见，其中体质虚寒者可见白带量多，清稀、无味，兼有面色黄白或萎黄，四肢倦怠，胸胁不舒，纳少便溏，或四肢浮肿，舌淡胖，苔白或腻，脉沉迟。

【辨证】寒湿下注。

【治宜】温阳祛湿。

【处方】肾着汤加味。

茯苓 30g　　白术 15g　　干姜 6g　　　甘草 10g
黑荆芥 10g　白芷 6g　　熟薏苡仁 30g　香附 12g

临床见部分患者诉其带下量多、色黄或成脓性、质黏稠、有臭气，或带下色白质黏、呈豆渣样、外阴瘙痒、小腹作痛。伴口苦口腻、胸闷纳呆、小便短赤，舌红，苔黄腻，脉滑数。

【辨证】湿浊下注。

【治宜】燥湿清热。

【处方】四妙丸加味。

黄柏 15g　　　　苍术 15g　　　　生薏苡仁 30g
牛膝 10g　　　　萆薢 15g　　　　木通 10g
泽泻 30g　　　　椿根皮 15g　　　滑石 15g^(包)
车前子 12g^(包)

【跟师体会】

1. 白带属湿证范畴。有湿则可见沉、坠、酸痛等症候，且"有湿即有寒"，故患者可以表现为怕凉，尤其自觉腰部发凉或自觉怕冷。

2. 笔者对"有湿即有寒"这句话的认识：以前若听患者诉说"腰坠，沉，痛而怕凉或小腹发凉"，总会与"寒"

联系起来，即便有湿象也认为是"寒湿"，用药往往性平或偏温。而黄带患者虽以湿热为本，但临床上同样可以表现出"寒象"，因为湿属阴邪，阻遏阳气，阳气不能达则腰酸发凉，或怕凉。待清燥湿热之功达到湿邪渐祛时，阳气自然可以达于身。若见怕凉即妄用温药，恐对治疗黄带不利。

3. 印老在治疗黄带时以四妙丸清热利湿，草薢、木通、泽泻、车前子、滑石配合上药加强利湿作用，椿根皮可谓治此病良药，能清热燥湿止带。

4. 许多"黄带"患者有腰痛、沉坠、怕凉感，古谓"腰以下痛重如带五千钱者"多为带下病，而患者往往以腰痛或腰部不适就诊，很少述及带下之事，所以需要医生能有印老这样的"抓主症"本领。

综上所述，带下症虽有共性——湿；也有个性——寒热之分。临床应仔细鉴别清楚，先抓住主症，才能用对方药。既不能火上浇油，也不能雪上加霜。

印老批注（亲批影印）：

> 带下有黄白二种，一般白者清稀而无臭味者可治，带属寒湿以肾气丸加减，如补骨脂、黑荆芥、白芷之类，而黄者则稠而有腥臭味以四妙加味如所述，白带为官颈炎，黄带则多为官颈糜烂，不可温涩。

弟子问

若赤白带下临床该怎样辨治？请吾师指教。

印老批注

带下有黄、白两种。一般白带清稀而无臭味者为白带，属寒湿，治须温阳化湿，如肾着汤（金匮方）补骨脂、黑荆芥、白芷之类；而黄带则稠而有腥臭味，治当清热燥湿，以四妙加味如所述。白带常为官颈炎，黄带则多为官颈糜烂，不可混淆。

印老批注（亲批影印）：

> 赤白带下常为恶性肿瘤应建议
> 去大医院检查，以免耽误病程。
>
> 印会河

印老批注

赤白带下常为恶性肿瘤，应建议去大医院检查，以免耽误病程。

腰椎间盘突出症的内服及外敷方

印老治疗多种内科疑难杂症的丰富临床经验及抓主症的辨证思路为众多医者所知，此处记载的是印老对"腰椎间盘突出症"表现出"坐骨神经痛"的辨证诊治、用药及外敷方，对部分能非手术治疗的病人可以减轻痛苦。

【病例一】患者确诊"腰椎间盘突出"多年，现自觉腰痛，自大腿外侧至趾端作痛，且时有"触电"之感，余无明显不适。

【辨证】久病夹瘀，不通则痛。

【立法】活血通络，强腰止痛。

【处方】

牛膝 12g	赤芍 30g	鸡血藤 30g	当归 15g
川续断 10g	杜仲 10g	茺蔚子 30g	桃仁 12g
红花 9g	泽兰 15g	丝瓜络 10g	桑枝 30g

【加减】若寒湿明显，可加独活 10g，秦艽 10g，细辛 3g，防风 10g（独活寄生汤之意）。另外可加消瘰丸：川贝母 10g，玄参 15g，生牡蛎 30g，以软坚散结，或可谓"消除障碍"（印老将痰瘀互结，凝滞脉络而导致

的有形或者无形结节统称为"障碍")。

【病例二】患者经西医确诊"坐骨神经痛",自觉腿凉身重,舌质淡,苔白,脉细。

【辨证】寒湿内停。

【立法】温化寒湿。

【处方】

生薏苡仁 30g	泽泻 30g	木瓜 15g	茯苓 30g
苍术 12g	细辛 3g	白芷 6g	藁本 10g
川芎 15g	麻黄 6g	厚朴 12g	陈皮 6g
半夏 10g	生姜 5g	葱白 15g	

此方集健脾燥湿、芳香化湿、淡渗利湿、辛温散湿及通阳散寒之品为一处,共奏温化寒湿之功。

【外敷方】豆腐渣 1 斤左右,生姜末 30~120g,辣椒面 30g,胡椒面 2 包,拌匀炒热装袋,敷环跳穴。每日 3 次,2 周为 1 个疗程。

【跟师体会】

1. 以"坐骨神经痛"为主症者,印老辨属湿证且注重分清虚实,寒湿盛者取上方;痹证日久,既有风寒湿闭阻经络之症,又有久病或年高气血不足、肝肾亏虚之象者,应祛邪兼扶正,攻补兼施,选用独活寄生汤加减。视其邪实者以祛风除湿、散寒止痛兼以活血通络为主;正虚者可加补益气血之品,如党参、白术、茯苓、甘草、川芎、当归、生地黄、白芍等;腰痛明显者加杜仲、牛膝、桑寄生等补肾强腰之品;外伤瘀血、脉络不通者则以复元活血汤加减为好。

2. 内服方的辨证选方。①分清外邪的性质:寒湿还是瘀血内停(或有兼夹);②分清虚实:明确邪实与正虚的关系及程度;③适当配以软坚散结之品,可取得较好疗效。

3. 外敷方中用豆腐渣意在保温,延长辛温散寒药的作用时间。

印老批注

独活寄生治寒湿着痹，症状重在腰膝但全身症状不甚突出。若腰膝痛同时出现寒湿明显，表有恶风身重，里湿风象又甚重，则宜温散为主，使风湿之邪向外散出。因病属表里，湿发散太过，非治湿之道，应使缓缓而去。故方中多取熟料，取其平稳而不急汗。《金匮》谓发散太过则风气去湿气在，反致损阳而阴邪反不能去，用熟料缓取同样有这个意义。

印老批注

寒湿盘踞同样能使血流不利，故五积散是用了归芎独活寄生，同样有芍归芎，故去痹痛多须着意推动血行，通则不痛也。于大处着手，去风湿也；于小处着眼，推血行也。组方之道力求周全特别是久病之躯，应该如此，此内伤有别于外感也。

印老批注（亲批影印）：

印老批注（亲批影印）：

辨治腰痛先分虚实

观印老治腰痛时，叩患者腰部，如没有叩击痛或局部没有压痛者视为肾虚腰痛，此类患者可兼有腰痛不能持重等症。因此辨证要点是叩痛之有无，而并非腰膝酸软，下肢无力，足跟痛等理论上"肾虚之象"。若患者腰酸，下肢无力，甚或头晕、耳鸣等所谓"典型肾虚"表现皆备，但叩之腰痛，或按之疼痛，依印老辨证方法当视为实证，先按实证治腰，头晕耳鸣疲乏等症宜寻因而治（例如有些人高血压，头晕，耳鸣，疲乏皆可有，兼见腰痛有外伤史，如不查叩痛之有无，抓住一点蛛丝马迹，既辨为肾虚腰痛则错矣！）而按印老之方法辨证，既便捷又不易失误。

对于肾虚腰痛，印老以补肾强腰为法，药用：金狗脊 12g，川断 10g，杜仲 10g，桑寄生 15g，牛膝 10g，生薏苡仁 30g，木瓜 15g，枸杞子 12g，连衣胡桃肉 15g，鲜猪腰子一个（剖开，祛白色肾盂部分，洗净煎药取水）。

【跟师体会】

1. 在诸多补肾强腰之品中加用生薏苡仁，木瓜舒挛定痛增加疗效。

2. 金狗脊既补肾壮腰又舒筋利湿，选药独具特色，非"六味地黄之类"可比。

3. 连衣胡桃肉之用盖其意有以下几点。

（1）此品甘温，兼有寒象者用之。

（2）若兼肾虚肾不纳气之辨证更可选之。

（3）老人津亏肠燥便干者更可选之。

（4）为食补之佳品，用之不虑其弊。

对于实证腰痛，因其疼痛拒按、痛有定处，或有外伤史可寻，印老多以瘀血腰痛诊治，问诊中部分患者还有便干、口干之特点，符合瘀血内停之象。法宜理论活血，方用复元活血汤加减。柴胡 10g，花粉 15g，当归 15g，炮甲片 10g，桃仁 12g，红花 9g，川军 5g，生甘草 10g，川断 10g，骨碎补 10g，自然铜 15g，土鳖虫 12g，丹参 30g。

【跟师体会】

1. 川军一药，可根据患者大便情况用量灵活，在复元活血汤中皆用生品，一般不以熟代生而用，盖生川军方可行瘀导滞。

2. 印老常用丹参 30g，赤芍 30g，认为此两药活血效佳而不伤人。遇瘀重痛甚者可加三七粉 3g 或用云南白药 2g，皆可祛瘀止痛。

3．不单腰痛，凡有外伤史，或属于瘀血的诸痛，印老皆以上方加减应用。

❀～弟子问～❀

鲜猪腰子之用是取类比象，以脏补脏？用之与不用疗效有差异吗？另外，寒湿腰痛者，腰部重着冷痛，静卧痛不减，遇阴雨天更重，而活动后可舒，理论上用肾着汤合独活寄生汤加减；湿热腰痛以四妙散加减治疗，不知师意如何？

常见印老对西医的某些类风湿关节炎，强直性脊柱炎等结缔组织病而属于中医的痹证（湿热痹痛）者处以清热燥湿兼能理血祛风的黄柏苍术汤加减。若比较四妙散及黄柏苍术汤则：四妙散主以清利下焦湿热治湿热下注之证，而黄柏苍术汤集清热利湿疏风活血为一体，下至足膝，上至肩背之湿热痹证皆可应用，观印老对于有是症者善用是方，或痹证经久不愈又无寒象者皆可用之，请老师指教。

印老批注（亲批影印）：

印老批注

1．胡桃肉是青蛾丸中的一味，治腰冷痛有很好的作用。

2．理伤活血的复元活血汤是我治外伤后遗症主用之方，䗪虫是必加的。

3．肾着汤的主症是腰以下重痛，独活寄生汤和三痹则是腰腿等关节痹痛。

4．黄柏苍术汤重点在背包括下肢而类风湿则是全身小关节。有湿便有寒，因湿为阴邪也。类风湿以湿热为主，但亦可见寒象。通阳不用温，但用利小便也。强直性脊柱炎更是以背痛为主。当然身疼逐瘀之亦常用。

5．鲜猪腰子（回民用羊腰）民间验方有杜仲猪肾汤，治肾虚腰疼甚效，即以脏补脏之意，我是移来用的。

6．复元活血汤治筋伤骨折只要有外伤前科、压痛、定痛便可用之。

"法"是在辨清证候，审明病因、病机之后，有针对性的采取的治疗法则，是辨证理论和遣药组方的联系纽带，也是运用方药的依据。立法正确，才能施方合理、遣药精当，为追求理想的疗效奠定基础。清代医家程钟龄从治疗大法的角度总结出："论治病之方，则以汗、和、下、消、吐、清、温、补八法尽之。"这八种治病大法，适用于表里、寒热、虚实等不同的证候。后世医家又有固涩法、安神法、息风法等从不同角度对"八法"进行了补充。印老为中医临床大家，其治病范围广，种类多，涉及内、外、妇、儿各科。印老对八法的运用可谓得心应手，且在此基础上有所发扬，如印老治疗"良性包块"所用的疏肝散结法即是对"消"法的发扬。

　　本章也对印教授常用的化瘀软坚法、祛风舒挛法、除痰降火……等治法进行了梳理，为了使文章条目清晰，采用以西医系统疾病分类作为纲目的方法依序排列，从治法的角度提炼印教授的临床诊疗经验及特色。另外在"同病异治"及"异病同治"栏目，反映印教授治疗同种疾病但因人及病机的不同而治法不同；或治疗不同疾病，只要病机相同，则以同法治疗的中西融通、病证结合的治疗特色。印教授业精技湛，善于调气、理血，善于调肝及补肾精，善用理血散结等法治疗常见病、多发病及疑难重症，他在医学上的贡献广泛为人称颂，誉满杏林。

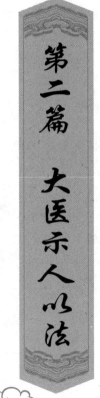

印会河 理法方药带教录

第二篇　大医示人以法

第一章　依病取法

一、神经系统

祛瘀活血法治疗脑震荡

【病例一】患者德国人，男，50岁。

1994年因车祸造成脑震荡，当时有短暂昏迷，随后出现失明、失语及记忆力丧失，经药物（具体不详）和针灸治疗后好转。目前主要不适为头部不适感，发音仍欠流畅，脑功能略有障碍，如思维、行动不够敏捷等。口不干，大便质中，苔黄脉细。

【辨证】外伤瘀血。

【立法】理伤活血。

【处方】复元活血汤加减。

柴胡 10g	天花粉 15g	当归 15g
炮穿山甲片 10g（先下）	桃仁 15g	红花 9g
川大黄 3g	生甘草 10g	川续断 10g
骨碎补 10g	自然铜 15g	赤芍 30g
丹参 30g		

云南白药 1.5g 冲服，每日 2 次。

【病例二】詹某，男，38岁。

患者9年前被人用啤酒瓶砸伤头部，当时无意识丧失，有头痛、头晕、肢体麻木等，曾短期用过印老的复元活血汤，症候有所改善。但因印老出国，数年

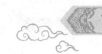

来多处求医疗效甚微。现返回印老处就诊。患者症候较多，如头晕、头闷、紧皱感或束帽感，手足麻木，肢体时有麻木，胸闷、背酸、周身不适，记忆力减退，常悲痛、多虑，精力不足、睡眠不安、多梦等。食纳一般，口不干，大便不干。舌黯，苔黄腻，脉细。

【辨证】外伤瘀血。

【立法】理伤活血。

【处方】复元活血汤加减。

柴胡 10g	赤芍 30g	天花粉 15g
当归 15g	炮穿山甲片 10g(先下)	桃仁 15g
红花 9g	川大黄 4g	生甘草 10g
土鳖虫 15g	水蛭 15g	桔梗 10g
花蕊石 15g(先下)	夏枯草 15g	川贝母 10g
玄参 15g	川续断 10g	骨碎补 10g
自然铜 15g		

【跟师体会】在病人多次复诊中，印老曾在上方基础上加丹参、川芎、琥珀面等药，总以理伤、活血、化瘀、散结为法。治病必求其本，上两例患者伤后诸多症候均以外伤瘀血为因，故印老常选理伤活血的复元活血汤为主方。

弟子问

外伤瘀血应早用药为好，若像第二例患者那样已9年未愈，还有痊愈的可能性吗？印老的患者中用复元活血汤恢复最快，用药时间最短的大约多少天？最长的大约多少天？对于久病的"顽固瘀血""死血"能否加大某些活血药的量来达到化瘀的作用？请吾师指教。

印老批注（亲批影印）：

无统计！也不必加大用量！因所用虫类药即是去久瘀，印老之意何必加大用量？

清热舒挛法治疗偏头痛

【病例】患者王某，女，17 岁。初诊日期 1998 年 11 月 5 日。

患者四、五年以来常发作偏头痛，初起数月一发，后发作逐渐频繁，现八九天即发作一次，头痛甚则呕吐。追问患者无目疾，无鼻部疾病。舌尖红，苔微黄，脉弦。

【辨证】热扰脑络，挛急作痛。

【立法】清热舒挛，缓急止痛。

【处方】

赤芍 30g	生甘草 10g	生薏苡仁 30g	木瓜 15g
菊花 10g	夏枯草 15g	荆芥 10g	防风 10g
白芷 6g	僵蚕 10g	蝉蜕 20g	全蝎 6g

方中赤芍、甘草、薏苡仁、木瓜理血舒挛，缓急止痛；菊花、夏枯草、荆芥、防风、白芷散风清热止头痛；僵蚕、蝉蜕、全蝎等虫类搜风通络，定风止痛，尤对半边头痛有效。

临床上头痛原因有多种：痰厥头痛，症见头痛沉胀昏晕、乱梦失眠、心烦胸闷、苔腻、脉弦，应除痰降火；眼疾（如青光眼）造成的头痛，症见头痛如裂，同时伴眼胀痛，应以治疗眼病为立；鼻窦炎鼻部病变引起的头痛，应以治疗鼻病为主；经期头痛应调经为治。此病人头痛发作不定时，来去匆匆，犹如风象；舌红，苔黄为有热象；患病日久，久病成瘀入络。印老以清热理血、舒挛定风为法为我们治疗这类偏头痛启发了思路。

弟子问

若方中加用川芎会不会更好？请吾师指教。

印老批注（亲批影印）：

印老批注

川芎上头，治头痛当然是可以的。但方中芍、甘舒挛已用了大量。细辛、白芷温通超过川芎，治头痛未必就川芎不可也。

二、呼吸系统

清肺化痰、活血宽胸法治疗咳嗽

【病例】患者赵某，男，75岁。

病人既往接触石棉粉尘，确诊为"矽肺"，现仅觉胸闷时作，呼气时略费力，痰少，痰质黏稠，时而为泡沫痰，排痰略难，腹胀，便秘故而就诊。舌暗，苔少，脉细。

【辨证】痰热壅肺，瘀阻脉络。

【立法】清肺化痰，活血宽胸。

【处方】

桔梗 10g	生甘草 10g	川贝母 10g
紫菀 10g	款冬花 10g	生薏苡仁 30g
桃仁 12g	冬瓜子 30g	芦根 30g
茜草 10g	红花 10g	枇杷叶 10g
旋覆花 15g^(包)		

【方解】上方除旋覆花汤活血宽胸、解除胸闷外，多为清肺、润肺之品，其中含有苇茎汤方。

弟子问

向吾师请教：矽肺病人应注意以什么为法？肺经的宣、降、润、收之品如何用于该类病人？若用活血化瘀药有无益处？

印老批注

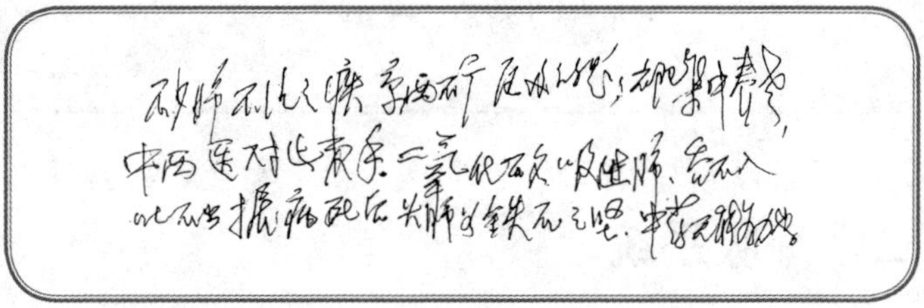

矽肺不治之疾，京西矿区多的是；都已集中养老，中西医对此束手，二氧化矽吸进肺吞不入，吐不出，据说，病死后其肺如铁石之坚，中药无能为力也。

印老批注（亲批影印）：

（影印手写批注）

肃肺化瘀法治疗咳嗽

【病例】患者张某，女，41岁。

患者常咳嗽、咳痰、痰色黄，虽痰无臭味，但自觉呼气及咽喉中有异味。平素易疲乏，近一年来消瘦，体重减轻 5 千克。时感背痛，舌苔薄黄，脉弦细。

印老根据病人上述症状考虑有"支气管扩张"可能性，有中医讲的"肺痈"之表现。

【辨证】痰瘀阻肺。

【立法】肃肺化瘀。

【处方】

桃仁 12g	生薏苡仁 30g	冬瓜子 30g （打碎）
败酱草 30g	桔梗 10g	生甘草 12g
丝瓜络 10g	赤芍 30g	丹参 30g
鱼腥草 30g	山豆根 10g	枇杷叶 10g
芦根 30g	枳壳 10g	

方中桃仁、生薏苡仁、冬瓜子、芦根为苇茎（芦根代替）汤中药物。治肺痈，咳吐臭痰，痰质稠浊，胸中隐隐作痛（此病人为背痛）。败酱草、鱼腥草、山豆根清热解毒消炎；桔梗、枳壳、赤芍为排脓汤中的药物，可消痈排脓；丝瓜络化瘀祛痰，通络止痛；枇杷叶清热生津；丹参、赤芍、桃仁逐瘀滞。因肺痈为瘀血与风热郁结于胸肺，热腐为脓，故治疗当照顾祛瘀、化痰、清肃肺热、排脓等诸方面，如印老上方。

虽此病人为非典型肺痈，但此方示我们以临床思路，若遇肺痈者更可以此法治之。

弟子一问

苇茎、芦根、鲜芦根，临床应用不尽相同，但鲜芦根药房不备此药，多鲜芦根与干品的功效相差不很多吧！除鲜品保津作用较干品强外，老师有其他指教吗？

印老一批（亲批影印）：

> 苇茎系干芦柴上面的分叉枝，芦根是药房的干品，鲜芦根系活水芦根，在南方均用鲜者，药店不备，唯其保津的作强，而苇茎则不大用。

印老一批

苇茎系干芦柴上面的分叉枝。芦根是药房的干品。鲜芦根是活水芦根，在南方均用鲜者，药店不备。清热保津的作用较强，而苇茎则不大用。

弟子二问

冬瓜子，按书中对原方的记载是："用瓜瓣即甜瓜子，可用冬瓜子或丝瓜子代替。"临床上用哪种最好？请吾师指教。

印老二批

瓜瓣可认为即冬瓜子，从未见甜瓜子入药。故亦不知甜瓜子的药用价值。我用甜瓜蒂催吐，卓有成效。对胸膈停痰，烦闷懊恼，吐之甚效。南方寒湿，用之较多，有的已经见目珠黄染，湿热交蒸，但北方则较少见。南方常用一物瓜蒂汤，用量为 4～5g，如用瓜蒂散用量宜小至 1g。有谓瓜蒂散搐鼻，能使鼻流黄水而退黄疸，我未用过。

印老二批（亲批影印）：

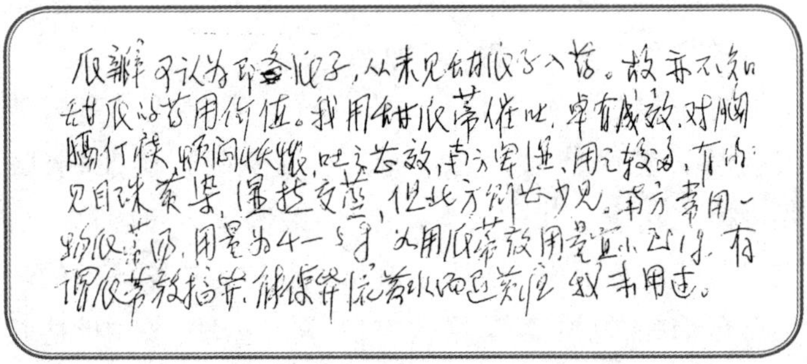

（手写影印内容）

瓜瓣可认为即冬瓜子，从未见甜瓜子入药。故亦不知甜瓜的药用价值。我用甜瓜蒂催吐，卓有成效。对胸膈停痰，烦闷懊恼，吐之甚效，南方寒湿，用之较多，有的见目珠黄染，湿热交蒸，但北方则较少见。南方常用一物瓜蒂汤，用量为4～5g，如用瓜蒂散用量宜小至1g。有谓瓜蒂散搐鼻，能使鼻流黄水而退黄疸，我未用过。

理气活血法治疗胸胁疼痛

【病例】患者李某，女，61 岁。初诊日期 1999 年 8 月 30 日。

患者无明显诱因突然出现两侧胸胁疼痛，自觉为"岔气"之感，于深呼吸、咳嗽、打喷嚏时症状加重，且侧卧不能，翻身困难。根据患者症状考虑为胸膜疾病，但听诊、叩诊暂未发现异常，原准备摄胸部 X 线片以助确诊，但患者暂不愿接受检查，想先服中药调理。观其舌脉：舌苔薄黄，脉弦。

【辨证】气血瘀阻，不通则痛。

【立法】理气活血，通络止痛。

【处方】

生香附 15g	旋覆花 15g (包煎)	半夏 12g
茯苓 15g	青陈皮 (各)9g	生薏苡仁 30g

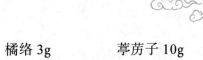

冬瓜子 30g^{（打碎）}　橘络 3g　　　葶苈子 10g

桃仁 15g　　　　芦根 30g　　　鱼腥草 30g

红花 10g　　　　丹参 30g　　　郁金 15g

服药 7 付，患者诸症候在上午减轻，但午后至晚间加重，疼痛较剧，翻身受限，平素纳食、二便、精神状态等皆正常。脉弦，苔薄黄。

【辨证】痰瘀阻肺。

【立法】化痰除瘀。

【处方】

桃杏仁^{（各）}12g　生薏苡仁 30g　冬瓜子 30g^{（打碎）}

丹参 30g　　　　橘络 3g　　　广郁金 15g

川楝子 15g　　　红花 10g　　　炒莱菔子 15g

枇杷叶 10g　　　芦根 30g　　　泽兰 15g

茺蔚子 30g　　　椒目 10g　　　桔梗 10g

紫菀 10g　　　　赤芍 30g　　　炒研白芥子 3g

【跟师体会】

1. 香附旋覆花汤以调理气机为主，取"气行血畅，病痛自除"之意，方中加入苇茎汤治肺经之病，包括胸膜疾病。橘络通络，以络治络之病症；红花、丹参理血；郁金行气活血，对胁痛有效，可谓一药多用。

2. 第二张方桃仁、杏仁、生薏苡仁、冬瓜子、橘络、广郁金、红花、丹参与前方之意相同；赤芍、泽兰、茺蔚子加强活血止痛之功；枇杷叶、芦根入肺经；椒目利水；炒研白芥子祛顽痰。总之，可以从印老用药中体会到治疗此类似病症可以理气、活血、通络为大法。

印老批注（亲批影印）：

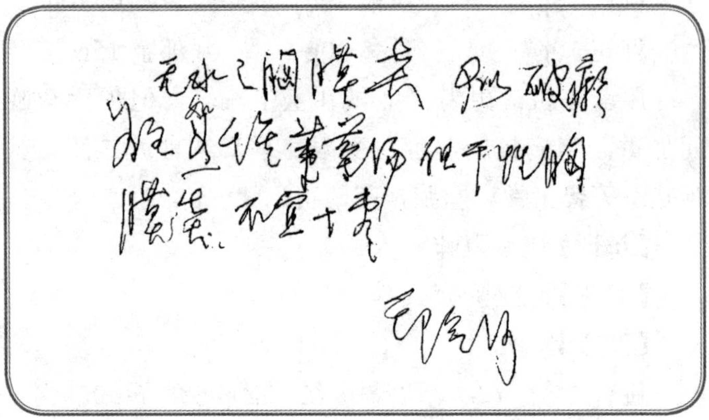

印老批注

无水之胸膜炎，可以破瘀为主，如千金苇茎汤。但干性胸膜炎不宜大枣！

（手写批注影印）

三、消化系统

除痰燥湿法治疗干呃

【病例】患者王某，男，30岁。

患者一年多来刷牙时干呃，平素也时有欲呕感，尤以饮酒后为甚。平素喜肥甘厚腻，胃脘时胀，偶有嗳气，大便易溏。夜眠欠安，多梦易醒。腹部B超未见异常。舌淡，苔白腻，脉弦细。

【辨证】脾虚湿蕴，胃气上逆。

【立法】健脾化湿，和胃降逆。

【处方】

半夏12g　　陈皮10g　　茯苓15g　　苍术12g

厚朴12g　　枳壳10g　　竹茹12g　　藿香10g

苏叶10g　　合欢皮15g　首乌藤30g　木香10g

其方中有半夏、陈皮、茯苓、苍术、厚朴、枳壳、竹茹，属于温胆汤、平胃散用药，燥湿和胃止呕；苏叶、藿香加强化湿和中之功，使脾气得健，湿浊得化；木香、半夏、厚朴，药力下行，降胃止呕。

肝病及胃病均可有恶心欲吐的症状，当治病求本，抓住基础病变。而本例患者客观检查未见异常，平素喜肥甘厚腻，且恶心以饮酒后为甚，大便易溏，其中医辨证属于脾虚失健，痰湿内蕴，胃气上逆，故印老以健脾化湿、和胃降逆为法。

弟子问

临床上常见肝炎、胃炎、肾衰酸中毒、脑病、颅内压高等病症均可见恶心、呕吐，除治本病外，怎样配用中药为好？请吾师指教。

印老批注（亲批影印）：

印老批注

干呃或其他呕吐，同为胃气上逆使然，胃逆总宜降胃、除痹燥湿当为首选，本病查无客观指标，则除痰（湿）外无其他可循，故用之以观其效。

清肝解毒法调理大小三阳

印老诊治的患者中，有不少曾是乙肝"小三阳"或"大三阳"者，其中一部分人现肝功虽正常，但为"携带乙肝病毒者"。患者往往伴有右胁隐痛、口苦，心烦易急……症候虽不尽一致，但在中医辨证均为毒热蕴于肝胆。

【立法】清肝解毒。

【处方】

柴胡 10g	赤芍 30g	当归 15g
丹参 24~30g	生牡蛎 30g^(先下)	广郁金 15g
蒲公英 30g	紫花地丁 20g	虎杖 30g
土茯苓 30g		

【跟师体会】若欲加强清热解毒之力，可加用板蓝根 15～30g，白茅根 30g，人工牛黄 3g 分冲，水牛角粉 3g 装胶囊吞服。有湿困郁热之象者加青蒿、地骨皮；有瘀象或久病者加桃仁、土鳖虫；肝郁气滞胁痛者加川楝子、延胡索……总之根据患者兼症灵活变通。目前西医对"大、小三阳"无特殊治疗方法，印老以上方清肝解毒诸品治之，可能是通过调整机体状态达到对病毒的抑制或消除作用，其中疏肝、理血软坚、解毒之品又切中此类患者病机。

弟子问

请问印老所治疗的患者中，"阳转阴"率如何？需服多长时间为好？

印老批注

乙肝我治了几十年但没有可靠的经验，"转阴"从来没有把握，但有一点，清肝解毒是个比较稳健的治法，好像其他人的方法也没有很效很灵的。但当用心看人家的治疗方法。

印老批注（亲批影印）：

调肝解酒法治疗酒精中毒性肝硬化

【病例】患者张某，男，32岁。

1984年以前患者饮酒共持续十余年，当时体检发现慢性肝炎，腹部B超示肝回声不均，胆囊壁毛糙，脾大，符合酒精中毒性肝硬化。现患者肝病面容，目黄，身有蜘蛛痣，腿肿20天，移动性浊音（±），GPT 58U/L，舌暗、苔少，脉弦。

【立法】舒肝解酒。

【处方】

葛花 10g	枳椇子 10g	柴胡 10g
赤芍 30g	当归 15g	丹参 30g
广郁金 15g	川金钱草 60g	茵陈 30g
枳壳 10g	桔梗 10g	紫菀 10g
栀子 10g	黄柏 15g	生牡蛎 30g（先下）

炙鳖甲 15g（先下）

枳椇子性味甘、酸、平，能治酒醉、烦热、口渴、呕吐、二便不利等。《滇南本草》明确提出其"治一切左瘫右痪，风湿麻木，能解酒毒……"；《世医得效方》拟用枳椇子丸治"饮酒多发积"。葛花性味甘平，善解酒毒，醒脾和胃解渴，主治饮酒过度、头痛头晕、烦渴呕吐、胸膈饱胀等症。《脾胃论》有葛花解酲汤（酲：醉后神志不清），《滇南本草》有葛花清热丸等，均疗醉酒为患。

与开利三焦之剂比，此方加入葛花、枳椇子解酒，川金钱草、茵陈、栀子、黄柏利胆退黄，故对酒精中毒性肝硬化有黄疸者用此方更佳。

弟子一问

椒目，葶苈子也可酌情选用吧？

印老一批

此正是酒精中毒肝，因为未出现腹水故未入椒目、葶苈子。治病原则，先从理考虑，若理之不效，补重之，该病人腹水未明，用椒、葶尚无针对性，若此方无效，再加椒、葶未为晚也。不过早期肝硬化，亦可见少量腹水，用椒、葶当亦无害。惟病情比此复杂还是分几步走为宜。

印老一批（亲批影印）：

此正是酒精中毒肝，因为未出现腹水故未入椒、葶，此病原则，先从理考虑，葶苈之不效，补重之，该病人腹水未明。用椒、葶让无针对脾荒，此方无效再加椒、葶未为晚也。不过早期肝硬化，亦可见少量腹水用椒葶，当亦无害。惟病情比此复杂还是分几步走之所宜。

弟子二问

以老师的经验看，肝细胞性肝硬化、胆汁性肝硬化、酒精中毒性肝硬化、脂肪性肝硬化发展到肝硬化这一步，是有同样预后，还是哪一型相对预后好些，哪一型相对差些？请吾师指教。

印老二批

肝硬化就是肝硬化，只有病情轻重可分。除脂肪以外难再断定预后，因脂肪肝目前已认为与肝硬化不是必然的联系。而脂肪肝变成晚期肝腹水者，亦屡有所见。

印老二批（亲批影印）：

肝硬化就是肝硬化，只有病情轻重可分除脂肪肝以外难再断定预后。因脂肪肝目前认为与肝硬不是必然的联系。而脂肪肝变成晚期，伴肝腹水者，亦屡有所见。

调肝祛湿法治疗脂肪肝

近年来随着人民生活水平的提高，脂肪肝的发病呈逐年升高趋势。此类患者大多形体较胖，由于进食高热量、高脂饮食过多且体力消耗减少，加之脂类代谢异常，因此脂肪沉积在肝细胞中形成脂肪肝。患者或右胁不适，或无症状但经 B 超检查证实。

【立法】调肝祛湿。

【处方】

柴胡 10g	赤芍 30g	当归 15g
丹参 30g	生牡蛎 30g（先下）	广郁金 15g
川楝子 12g	白术 15g	茯苓 15g
山楂片 30g	生薏苡仁 30g	泽泻 15g

前七味药为印老治疗诸"肝病"之常用药。后五味药主要为健脾利湿药。印老讲：生山楂可以"消肉食"而降低血脂，用于治疗高脂血症及脂肪肝等病。

弟子问

由于脂肪肝的形成是一缓慢过程，因此治疗此病需较长时间，能减轻患者症状、减缓疾病发展即为疗效。吾师方药以调肝、理脾、活血、化湿为法体会当否，请指教。

印老批注（亲批影印）：

> **印老批注**
>
> 脂肪肝即脂肪性肝硬化，肥人多有之。肥人多湿，故利湿健脾，有肝硬化理血软肝，是在所必行的，此病不易治愈，聊备一法而已。我即脂肪肝患者！卅年矣！

利胆退黄法治疗瘀胆症

【病例】患者左某，男，34岁。

患者 1984 年因身黄，面色阴黄，曾于 291 医院、内蒙古附属医院等医院做多项检查，排除了各类病毒性肝炎及胆囊病变，考虑为"体质性黄疸"。后行肝脏穿刺，病理示：有少数肝细胞水性变，多数肝细胞质内有黄褐色色素颗粒，少数肝细胞有核内空泡形成，炎性反应不重。报告考虑为：肝实质性损害。患者肝功能正常，总胆红素、结合胆红素明显升高，BSP 潴留胆囊造影未显影。

患者刻下面部阴黄，尤其眼周及两颞侧皮肤黧黑，身黄，巩膜黄染，腹胀，纳差，大便正常，易疲乏。苔少，脉细。腹围 93cm，腹水（＃）。

【立法】利胆退黄，活血解毒，开利三焦。

【处方】

当归 15g	连翘 20g	赤小豆 30g
广郁金 15g	茵陈 30g	桔梗 10g
海金沙 60g	王不留行 10g	牡丹皮 15g
赤芍 30g	桃仁 12g	生牡蛎 30g（先下）
红花 9g	土鳖虫 12g	紫菀 10g
川金钱草 60g	蒲公英 30g	虎杖 30g

【跟师体会】由于胆汁排泄不正常，长期胆汁淤积，对肝脏造成损害，有胆汁性肝硬化的可能性。

利胆退黄是治疗黄疸的常法，可贵的是印老以诸多活血药理血行瘀，以紫菀、桔梗开利三焦治未病，这样，利胆、退黄、理血、解毒、开利三焦，照顾诸多方面，可谓"上工"。

弟子问

此人面色属阴黄，然而体质较好，无阳虚表现，能否这样考虑：阳黄以茵陈蒿汤或栀子柏皮汤加减；阴黄以茵陈干姜附子汤或茵陈术附汤加减；既非阳黄又非阴黄者则以当归连翘赤小豆汤加郁金、茵陈等利胆退黄为主？请吾师指教。

印老批注（亲批影印）：

阳黄一般都是，阴黄则慢性肝病如肝硬化，长期郁胆真正茵陈姜附或术附见的不多。从当前看，治阴黄必须加强理血。因没沉寒酷冷一般不考虑过用温药。

印老批注

阳黄一般都是。阴黄则慢性肝病如肝硬化，长期郁胆真正茵陈姜附或术附见的不多。从当前看，治阴黄必须加强理血，没沉寒酷冷一般不考虑过用温药。

和解少阳法治疗胆热症

【病例】患者李某，男，46岁。初诊日期2000年2月24日。

患者为外地人，自诉20余年来在全国各地服用了一些中药，甚至某些名家的方药，也于一些西医医院住院治疗，终未获效，此次慕名前来印老处就诊。

患者刻下症见燥热，喜冷饮，每日饮水6000ml左右，大便每日一行，但色黑、球状，近年来面色日渐黧黑。患者目前只进食白菜、面条、馒头，因吃其他食物后有种种不适，且易上火，故其余甜酸辣味皆不能食。苔黄，脉细。经西医检查：示"门脉高压，脾略厚"。

患者否认肝炎病史，腹不胀，服中药"知母、牡丹皮"等有"凉感、散开"感觉则好，服黄芩、黄连、黄柏也不适……

【辨证】胆经热盛。

【立法】和解少阳，清泄胆热。

【处方】

天花粉 30g	牡丹皮 15g	知母 15g
广郁金 15g	茵陈 30g	川金钱草 60g
淡豆豉 15g	桔梗 10g	紫菀 10g
款冬花 10g	青蒿 15g	白芍 10g
泽泻 15g	菊花 10g	

上方较平和不会引起患者不适，（因为此患者对很多中药有不适反应，故印老均避开不用），又有调肝、清胆之功。

化瘀软坚、开利三焦法治疗臌胀

这里谈及中医的单腹胀相当于西医的肝硬化晚期伴有腹水者。

肝病之初，就有气滞、血瘀的因素，至晚期气血瘀阻，气、血、水运行不畅，而气、血、痰、瘀结而成坚，且其中以血瘀为主致臌者为"血臌"；血瘀则气行不畅，气滞而臌者为"气臌"；气滞则水不行，水停为臌者为"水臌"。然而三者不能截然分开。印老治水臌强调化瘀软坚、开利三焦。当知病之本为瘀，瘀结经久而为坚积，故须软坚；在此基础上开肺气、利三焦使水道通调，方能消水除臌。

【病例】患者柳某，男，56 岁，肝硬化腹水（水臌）。

【处方】

柴胡 10g	赤芍 30g	当归 15g
丹参 30g	龙胆草 2g	桃仁 12g
广郁金 15g	土鳖虫 12g	桔梗 10g

紫菀 10g	椒目 10g	葶苈子 10g
鳖甲 30g^(先下)	川大黄 1g	水蛭 12g
花蕊石 15g^(先下)	陈皮 6g	天花粉 12g
阿胶珠 10g	炮穿山甲片 10g	生牡蛎 30g^(先下)

二诊：患者未能来，家属诉其服用印老方后尿量增至每日 1500 ～ 3000ml，腹围减小。

【方解】柴胡、当归、丹参、赤芍、郁金、桃仁等疏肝理血；水蛭、花蕊石、土鳖虫化久瘀、消积块；生牡蛎软坚散结消肿；桔梗、紫菀开肺气、利三焦以开气道、消腹胀；椒目、葶苈子利水；炮穿山甲片、鳖甲加强活血通经、软坚散结之力，且鳖甲配合天花粉、阿胶取其益阴、养血、生津之意，又利水而不伤阴；川大黄 1g，龙胆草 2g，开胃增进食欲。

对于可将鳖甲及穿山甲碾碎加工者，印老处以鳖甲 5g，炮穿山甲片 2g，碾细末装胶囊吞服。入煎剂一般用鳖甲 30g，炮穿山甲片 10g，经济上花费较大。

【跟师体会】对于肝炎患者以腹胀为主要表现，或未经西医确诊为肝炎、顽固性腹胀亦非胃肠等疾病导致、当从肝治者，印老均以方中前十味药为基本方，加减化裁。如兼有腑气不通，大便偏干或干稀交替者，可加炒莱菔子 15g，槟榔 15g；兼肝功能不正常者，加蒲公英 30g，虎杖 30g；兼胆囊炎或胆石症、或血中胆红素水平高者，加茵陈 15 ～ 30g，川金钱草（体重 120 斤以下者 60g，以上者 90g），海金沙 60g（包）等（若专治胆囊炎、胆石症则一般以大柴胡汤加味）。对常饮酒而影响肝脏者，加葛花 10g，枳椇子 15g，神曲 30g；对兼有脂肪肝者加山楂 30g 等。

印老批注

肝硬化有门脉性、胆汁性和脂肪性三种。目前脂肪肝已基本上不算肝硬化，但有的也出现腹水，藕断丝连。我治肝硬化已如《内科新论》所述，基本守舒肝理血为主。至腹胀期（早期肝硬化）加用紫菀、桔梗，至后期再加椒目、葶苈子。到最后大腹水阶段才加鳖甲、穿山甲、水蛭等。

印老批注（亲批影印）：

肝硬化有：门脉性、胆汁性和脂肪性三种。目前脂肪肝已基本上不能肝硬化但有的也出腹水，藕断丝连。我治肝硬化已如内科新论所述，基本守舒肝理血为主。至腹胀期（早期硬化应用紫菀、桔梗，至后期再加椒目葶苈子。到最后大腹水阶段才加鳖甲穿山甲水蛭等

清胰通肠、清解少阳法治疗胰腺疾病

【病例】患者顾某，男，27岁。

患者今年二月份以来出现腹胀，经查疑诊为"胰腺炎"，因指标未达到诊断标准而不能确诊。此后反复出现消化不良诸症，如腹胀、胃脘堵闷、纳少、嗳气、虚恭（排气）多、腹泻等。后患者查血淀粉酶181U/L，尿淀粉酶2000U/L，血常规、B超均无异常，西医认为定胰腺炎则证据不足，但可考虑胰腺功能不良。刻下症：两胁疼痛，以左侧为甚，腹部不适（非痛）嗳气时作，纳食尚可，大便不干。口干但不思饮，自发病以来无发热、呕吐、黄疸等症，舌红、苔少，脉弦细。

【立法】清胰通肠，清解少阳。

【处方】大柴胡汤加味。

柴胡 10g	半夏 10g	黄芩 12g
枳壳 10g	赤芍 30g	川大黄 4g
青木香 15g	青蒿 15g	佩兰 15g
广郁金 15g	茵陈 30g	川金钱草 30g
鸡内金 12g	黄柏 15g	知母 15g

二诊：患者服方4付，胁下疼痛已除。大便每日2或3次，为软便，唯饥饿时胃脘部闷而不适，虚恭较多。

舌红，苔少，脉弦细。

【处方】

柴胡 10g	赤芍 30g	当归 15g	枳壳 10g
广郁金 15g	香附 15g	桃仁 15g	川大黄 4g
蒲公英 30g	虎杖 30g	牡丹皮 15g	紫草 15g
青蒿 15g	地骨皮 15g	天花粉 15g	

前方为大柴胡汤加利胆清湿热之品。印老治胆囊炎、胆石症、胰腺炎都以大柴胡汤加味，均兼以利胆，这与从西医角度讲，胰胆均为消化器官；从中医角度讲六腑以通为用，以降为顺等均相吻合。第二方通下之中加强活血、解毒、清热之力，对病情更应有利。

印老批注（亲批影印）：

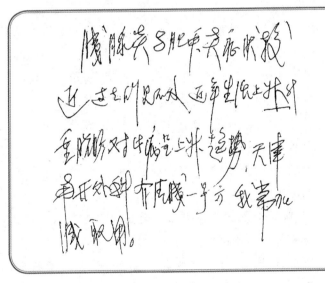

印老批注

胰腺炎与胆囊炎症状较近，过去所见不多，近年生活上升，重脂肪对此病呈上升趋势。天津南开外科有清胰一号方，我常加减取用。

通肠消瘀法治疗慢性阑尾炎

【病例】患者于某，男，43岁。初诊日期1999年
5月24日。

患者近1年来反复出现右下腹疼痛，因平素疼痛
不重，故未予特殊治疗。5天来病情加重，腰不能直，
咳嗽及下蹲用力时疼痛加重，大便正常，体温不高，
服六味安消胶囊无效。无转移性右下腹痛，无肌紧张，
但查体麦氏点压痛明显，但无反跳痛，血象暂未查。
苔黄，脉弦紧。

患者既往有慢性阑尾炎病史。

【辨证】瘀热蕴结。

【立法】通肠消瘀。

【处方】

桃仁 15g	杏仁 12g	生薏苡仁 30g
冬瓜子 30g	川大黄 4g	赤芍 30g
丹参 30g	马齿苋 30g	败酱草 30g
板蓝根 30g	紫花地丁 30g	红藤 30g
牛膝 10g	蒲公英 30g	生甘草 10g
木瓜 15g		

【跟师体会】回味印老所用之药觉得无论从中医角
度、西医角度均有道理。

中医认为：此为肠痈脓成，因此以桃仁、薏苡仁、
冬瓜子、马齿苋、败酱草、杏仁消痈清利肠道；而瘀血内阻，
不通则痛，故以赤芍、丹参、桃仁活血消瘀。因脓为血
腐而成，活血化瘀即可阻止其进一步成痈成脓；以川大黄
泄热通肠，荡涤浊邪。以板蓝根、紫花地丁、红藤、蒲
公英清热解毒，消炎止痛；病位在下，故取牛膝引药下行；

芍药、薏苡仁、甘草、木瓜相配又能舒挛定痛。

从西医角度看，活血药可以增强血液循环，帮助炎症消退，清热解毒药有消炎止痛之功。

∽◦ 弟子问 ◦∽

以后我若遇此类患者，组方当注意以印老的思路为原则。不知在阑尾炎的治疗中我师还用其他方药吗？请吾师指教，遇"急性"阑尾炎还需注意怎样选药？

印老批注（亲批影印）：

> *（手写批注影印）*

印老批注

阑尾炎，中医称肠痈，肺脓炎中医叫做肺痈。肺与大肠相表里，故用药有很多共同之处。五脏主藏，六腑主泻，治肠痈取泻法为多，治肺痈则否，但破血排脓一病疗效更著。

清利肠道法治疗慢性结肠炎

慢性结肠炎包括非特异性慢性溃疡性结肠炎，西医肠镜检查结肠下段常可见溃疡病变、或糜烂、有出血面。发作期腹泻每天甚则数十次，黏液脓血便伴里急感。部分伴见里急后重，排除痢疾。缓解期常有疲乏等症。每遇饮食不节或不洁，情绪波动、劳累、受寒等易复发，因此病程长，缠绵难愈。

跟印老学习以来曾见数位经西医确诊为"慢性结肠炎"患者，部分主诉为左少腹挛紧、隐痛、腹胀。

有的人大便溏，或不爽；有的人伴黏液便，食凉即泻，肠鸣，大便多为每日 2～4 次，苔一般白腻或腻而微黄，脉弦细。

【辨证】湿渍肠道。

【立法】清利肠道。

【处方】

桃仁 12g	生薏苡仁 30g	冬瓜子 30g
黄芩 12g	赤芍 30g	牡丹皮 15g
马齿苋 30g	败酱草 30g	

方中桃仁、薏苡仁、冬瓜子、黄芩入肺与大肠经，燥湿、清热、理血、清肠；牡丹皮、赤芍清热行血则便脓自愈；马齿苋及败酱草清大肠之热而解毒，现代研究有"抗炎"的作用。

见印老有时加清热燥湿之黄连 6g，行气止痛之木香 6g，对腹部挛紧者加木瓜 15g，配合薏苡仁解痉定痛；对腹痛即泻、泻后痛减者加痛泻要方（陈皮 10g，防风 10g，白术 12g，将赤芍 30g 改为赤、白芍各 15g，赤芍强于清热活血，白芍强于缓急止痛）。其中有一位患者腹部绞痛，印老用赤芍、白芍各 30g，生甘草 12g。赤芍为原方所用，白芍加甘草取芍药甘草汤缓急止痛之意。另加珍珠母（先下）30g，白蒺藜 15g，钩藤 30g，解痉舒挛；对食欲欠佳者加焦三仙各 6g。

另外，遇有的患者未诊为"结肠炎"，但其大便次数偏多而便之不爽者，印老也用上方先治肠道方面的情况。

还见阑尾术后化脓、肠粘连者，腹痛、大便不爽，印老以上方加丝瓜络 10g，红藤 30g，土鳖虫 12g，取其化瘀通络之意；如尚有"炎症"者加蒲公英 30g，紫花地丁 30g，清热解毒；若粘连日久者，还加皂角刺 30g 加强药力。

印老批注（亲批影印）：

印老批注

清理肠道乃通利大肠之法，我是从大黄牡丹皮汤中化出来的，大黄牡丹皮汤治肠痈有二千年历史。阑尾在大肠炎症化脓、结肠炎、溃疡亦是大肠炎症，故我加减取用。病人对泻下常有反感，故我加重消炎而减去猛攻之硝、黄。赤芍有去除恶血的作用，故重用之。粘连实际上还是炎症造成，有的是手术后遗，中医不能手术、剥离无术，故只有逐瘀、清肠，看来效果还可。

滋液润肠法治疗老年便秘

【病例】患者何某，男，89 岁。初诊日期 1999 年 7 月 1 日。

患者主要不适为：大便干燥，甚则 10 天不行。但服麻仁润肠丸 1 丸，老人则便泻无度（家属说"坐起或移动身体等均可发现大便遗于内裤上，一日数次；有时大便为一至二个干球，但排便前无感觉，为失禁状态"）。另外，患者口干、唾液极少，仅以米粥面条为食，吃米饭等则需以水送饭。患者自感舌面上似有"玻璃渣的感觉"、有干刺。唇青，舌暗红，苔白干，脉弦细。

【辨证】津亏便秘。

【立法】滋液润肠。

【处方】

郁李仁 12g	柏子仁 12g	瓜蒌仁 12g
天冬 15g	生何首乌 30g	炒决明子 30g
当归 15g	枇杷叶 10g	芦根 30g
白附子 12g	党参 10g	

其中郁李仁、柏子仁、瓜蒌仁润肠通便；天冬、生何首乌、炒决明子、当归清肝热、滋阴精、通大便，

可谓一药多能；而枇杷叶、芦根是肺经之药，印老取其肺朝百脉、布散津液于周身的作用；因患者老年性皮肤瘙痒症（因皮肤干燥而瘙痒无皮疹者），加白附子、党参两味具有止痒之功的药。

二诊：1999年7月8日。

患者未来，家属代述：患者排大便已可以自控。但大便仍有干结如球之块状物，食纳略增。

印老在前方加天花粉15g以加强生津之功，且天花粉可以活血，无论活血还是生津，对该患者皆有益。另外，因家属诉患者近日未再提及身痒，故祛白附子和党参。

三诊：1999年7月15日。

家属代述：患者一周来排便2次，为干便，便失禁。另外患者无饥饿感，纳食不香（食量较一诊时略增）。予开胃润肠之法，处方如下：

龙胆草 2g	川大黄 1g	郁李仁 15g
瓜蒌仁 15g	当归 15g	生何首乌 30g
天冬 15g	青皮 10g	煅牡蛎 30g^(先下)
炒决明子 30g	生薏苡仁 30g	冬瓜子 30g^(打碎)
牡丹皮 15g		

此方中少量龙胆草、川大黄开胃；润肠药加青皮治便干；《本草备要》曰："涩以收脱，治遗精崩带，止嗽敛汗，固大小肠"，煅牡蛎对大便失禁有益；牡丹皮为血分药，老年人往往需用。患者服药后大便能自控，食纳有增。

【跟师体会】

1. 该老人有津亏液少的基础，患者津液亏于上见口干无唾液，津液亏于下则肠燥便秘，总宜滋液生津润燥，而不要轻易用泻下法，患者服麻仁润肠丸尚出现大便较多失禁，若用泻下之品，恐怕更难接受。

2. 枇杷叶、芦根，印老在治疗萎缩性胃炎、糖尿病等滋养阴液的方中常用，因此推而广之，只要属于阴液不足，无论病位是在肺、在肠、在胃皆可在方中加上述两味药将津液敷布周身，尤其此患者，用枇杷叶、芦根在上可以润肺减轻口干咽燥之症，且肺与大肠相表里，故在下又利于肠燥便秘。

印老批注（亲批影印）：

印老批注

然！

四、血液、循环系统

凉血止血法治疗血小板减少症

【病例】患儿宋某，女，9 岁。初诊日期 1999 年 4 月 1 日。

患者无明显诱因出现腿部紫癜，伴鼻衄不止，查血小板 1 万，儿童医院骨穿结果示无特殊改变，曾用泼尼松 25mg/ 日，1 个月后复查血小板升至 24 万 /mm³，逐渐减药至完全停用已 1 月余。血小板也随之逐渐减低，分别为 14 万 /mm³、11 万 /mm³、9.3 万 /mm³。今日查血小板为 3.8 万 /mm³。

目前患者无特殊不适，舌苔少、脉细数。

【辨证】血热妄行。

【立法】凉血止血。

【处方】

牡丹皮 6g　　赤芍 18g　　柴胡 6g　　生地黄 10g

　　黄芩 10g　　栀子 6g　　侧柏叶 18g　天冬 9g

　　白茅根 24g　藕节 15g　丹参 24g　　三七粉 2g$^{(分冲)}$

　　1999 年 4 月 8 日二诊：血小板自 3.8 万 /mm³ 降为 3.6 万 /mm³，患者无不适，掌微热，苔少，脉细。印老在上方基础上加用阿胶珠、紫草，加强养阴清热、凉血活血之力，处方如下。

　　赤芍 18g　　牡丹皮 9g　　紫草 9g　　栀子 6g

　　藕节 12g　　侧柏叶 15g　丹参 15g　　天冬 6g

　　白茅根 15g　黄芩 6g　　桃仁 5g　　生地黄 10g

　　阿胶珠 5g

　　1999 年 4 月 15 日三诊：患者近日鼻衄，量不甚多，纳差，掌不热，余无不适。舌偏红，脉细。印老在上方基础上加用青蒿、小蓟，加强清热凉血止血之力，处方如下。

　　生地黄 8g　赤芍 15g　　当归 8g　　牡丹皮 8g

　　柴胡 5g　　黄芩 6g　　侧柏叶 15g　白茅根 8g

　　地骨皮 8g　青蒿 8g　　丹参 15g　　小蓟 15g

　　阿胶珠 5g

　　虽西医化验示血小板仍渐降，但这里仅从中医角度总结印老治疗该病的思路，即以凉血、清热、养阴、化瘀为治疗大法。凉血药如牡丹皮、紫草、赤芍、白茅根、小蓟、藕节、侧柏叶；清热药如黄芩、栀子、地骨皮、青蒿；养阴药如生地黄、天冬、阿胶珠；化瘀药如三七。

　　其中紫草、白茅根、小蓟、侧柏叶凉血又兼活血，选用三七取其凉血活血之性，且止血不留瘀，天冬既养阴又清热，赤芍既凉血清热又养血，丹参一味功同四物，可见印老在选用药味时考虑周全。从柴胡疏肝解郁，取"火郁发之"之意，黄芩、栀子清肝胆气热并退血热。体现印老在治疗血热妄行之证时，重视解肝郁、清肝热。

印老口述（影印）：

印老说：以 凉血 养阴、清热、祛瘀为主. 益肾之品不太多用.

印老口述

以凉血、养阴清热、祛瘀为主，益肾之品不太多用。

活血通络法治疗下肢动脉血栓

【病例】患者丁某，男，58岁。

在我院确诊为"糖尿病，右下肢动脉血栓"。曾做下肢动脉血流图示：右下肢供血量仅为正常的50%左右。去年住院行溶栓治疗，好转出院，但患者平素一遇寒凉则右下肢疼痛、麻木，甚至不能行走。

至今年秋冬交替时节，患者右下肢症状加重，静脉点滴丹参及前列地尔（凯时）等药治疗无效。患者晨起穿衣时略感寒凉则右下肢便活动不利，甚则不能下床，故于印老处求诊。

患者右下肢皮温低于左侧，皮色正常，右足背动脉搏动消失。舌暗、苔薄黄，脉细。

【辨证】湿瘀互阻，久病入络。

【立法】活血除湿，舒筋止痛。

【处方】

当归 60g	鸡血藤 30g	丹参 30g
赤芍 30g	桃仁 15g	红花 10g
夏枯草 15g	生牡蛎 30g(先下)	川贝母 10g
玄参 15g	水蛭 15g	土鳖虫 15g
生薏苡仁 30g	木瓜 15g	牛膝 10g
茺蔚子 30g	泽兰 15g	千年健 10g
追地风 10g	苏木 10g	

患者服用 7 付后即明显好转，继续以前方加减调治，症状逐渐减轻，服 20 多付药后患者已无不适，右下肢疼痛、麻木、僵紧等异常感觉均消失，足凉减轻，并且可以行爬山等运动。

【跟师体会】用于下肢动静脉血栓时，印老常用当归 60g。当归，甘，辛，温。归肝、心、脾经，《日华子本草》："治一切风，一切血，补一切劳，破恶血，养新血及主癥瘕。"印老选其补血又活血、消癥止痛之功用，因此重用此药。处方中尚配有鸡血藤、丹参、赤芍、桃红、茺蔚子、泽兰行血活血通络；虫类药如水蛭、土鳖虫化久瘀，通经隧；考虑患者病程较久，为"消除障碍"用生牡蛎、川贝母、玄参、夏枯草等。另外，配以生薏苡仁、木瓜、千年健、追地风舒筋、除痹。

印老批注（亲批影印）：

化瘀除湿法治疗下肢静脉炎

【病例】患者李某，男，40 岁。初诊日期 1997 年 4 月 28 日。

无明显诱因出现左侧足大趾麻木一月余，无明显疼痛，无间歇性跛行，但行走较多时即觉患趾麻木更甚，伴腰背痛。查患足不凉，皮肤颜色较对侧略暗，左侧足背动脉搏动消失，右侧足背动脉搏动减弱。剥苔，脉细。西医诊断考虑"左下肢血栓闭塞性脉管炎之局部缺血期"。印老认为证属中医学"着痹"范畴，兼有脉络瘀滞。

【辨证】湿瘀互阻，久病入络。

【立法】除湿，活血，通络。

【处方】

当归 60g	鸡血藤 30g	黄柏 15g	苍术 12g
生薏苡仁 30g	牛膝 10g	木瓜 15g	桂枝 12g
葛根 30g	赤芍 24g	生姜 5g	大枣 5 枚

服药后患者自觉麻木感减轻，但行走后仍觉足趾麻、胀，前方加紫花地丁 30g，皂角刺 30g，牡丹皮 15g，泽泻 30g，茯苓 15g，追地风 10g，千年健 10g 加强活血通络、走下肢、祛湿除痹之功。服用 7 剂之后麻木感已消失，行走或工作劳累后感觉平如常人。继以前方加黄芪 30g，丝瓜络 10g，加强益气通络，巩固疗效。

此患者初诊之时忧心忡忡，由家属陪伴而来，三诊之时，症祛神和，笑容满面。印老认为此患者证属中医学"着痹"范畴，兼有脉络瘀滞，经服中药后，患者症状消失，气血和畅。吾细观印老选药组方，体会颇多：其中当归重用 60g 为取效之重要药物之一，盖当归既补血又活血，故称"和血"之要药，其甘温而润，味辛，善于行窜，临床上广泛应用于诸血瘀导致的痹痛之症。印老对下肢局限性血流障碍如下肢静脉血栓、静脉炎等多种病症皆在辨证选方基础上重用当归，脾虚便溏者，当归可酌情减量。另外，用四妙散利下焦湿热，用桂枝汤温通散寒，调和营卫，共奏除湿散寒，活血通络之效。

【加减应用】

1. 兼寒湿之象的双腿肿胀、沉重、怕凉，可加用狶莶草、老鹳草、追地风、千年健等祛寒湿、止痹痛之品。

2. 对久病者加土鳖虫；瘀滞重、脉络不通者，加紫花地丁、皂角刺。

3. 上肢患病可用川芎、姜黄、桑枝等走上之品。

4. 对阳虚血弱者以当归四逆汤加减，寒象明显者加吴茱萸、生姜或干姜，如没有静脉炎或静脉血栓者，当归酌情用 15~30g，不必用 60g。

【跟师体会】

通血络——重用当归，效如桴鼓；

抓主症——辨证简捷、立竿见影。

中医视辨证论治为精髓，所谓辨证就是，通过望、闻、问、切四诊合参抓住疾病的本质，以便使治疗有的放矢。现代很多中医医生辨证准确不难，而辨证迅捷则不是很多人能够做到的。我师辨证特点为抓主症或兼参考西医某些相关诊断，既快且准，可谓知其要者，一言而终。

目前中医书籍浩如烟海，常有观其文而不会治其病之感（书本内容与临床看病相去甚远），而于吾师旁侍诊常感有提纲挈领之明。

印老批注

下肢用牛膝、薏苡仁利湿舒筋，湿流下也。

蟅虫水蛭等动物药搜剔筋隧之邪，实即化久瘀、除瘀积之用，特别是蟅虫在化久瘀之外，还能理伤活血，故伤筋动骨等常用之。抵当汤中我已不用虻虫，加进此药。

印老批注（亲批影印）：

五、泌尿、生殖系统

化瘀理血法治疗 IgA 肾病

【病例】患者石某，女，28岁。

患者一年前无明显诱因出现 1 次肉眼血尿，此后多次查尿常规：红细胞（3+ ～ 5+）/ 高倍视野、＞ 50 个 / 高倍视野或满视野，而白细胞数目多正常，尿蛋白（-）或（+），行肾穿刺活检定为 IgA 肾病。患者曾服雷公藤片，每次 2 片，每日 3 次，配合应用洛丁新、潘生丁约 2 个月，效果不显著，故停用。

目前患者腰酸、乏力，余无特殊不适。舌质红，少苔，脉细。

【辨证】瘀血阻络。

【立法】化瘀理血。

【处方】

牛膝 12g	车前子 12g（包）	赤芍 30g
当归 15g	土鳖虫 12g	阿胶珠 10g
红花 9g	木瓜 15g	生地黄 15g
生薏苡仁 30g	川芎 15g	桃仁 12g
蒲公英 30g	土茯苓 30g	白茅根 30g
紫花地丁 30g		

其中桃红四物汤加蒲公英、紫花地丁、白茅根、土茯苓为益肾汤；四物汤加牛膝、木瓜、阿胶为《血证论》中治血尿的方药，用土鳖虫加强化瘀理血之功用。当然，也可酌情选用凉血止血药。本方既符合治血证的思路，又符合治疗肾病的思路。

唐容川于其《血证论》中有"离经之血，虽清血鲜血，亦是瘀血"之说，加之慢性肾炎病程冗长，符合"久病入络为瘀血"的理论，故此治疗中应重视化瘀理血。

益气养阴、理血解毒法治疗糖尿病肾病水肿

【病例】患者杜某，男，58岁。

患者已确诊为糖尿病肾病。目前水肿明显，尿蛋白（4+），夜尿5次左右。自发病以来，体重自111斤减至91斤。舌苔黄腻，脉细。

【辨证】气阴两虚，毒瘀互结。

【立法】益气养阴，理血解毒。

【处方】

黄芪 30g	乌蛇 30g	赤芍 30g
川芎 15g	牡丹皮 15g	紫草 15g
桃仁 12g	红花 9g	土鳖虫 12g
玄参 15g 生	牡蛎 30g(先下)	黄柏 15g
知母 12g	牛膝 10g	生薏苡仁 30g
天花粉 15g	丹参 30g	蒲黄 10g

服药七剂后患者水肿明显消退，夜尿减少至每天2或3次，体力增强。继以前方去川芎、土鳖虫、玄参、生牡蛎、牛膝、丹参、蒲黄，加茺蔚子、泽兰、木瓜。

后因患者足趾麻木、左腿肿、舌涩、目赤不爽。舌苔黄腻、脉弦。印老又处方如下。

黄芪 30g	乌蛇 30g	生地黄 15g
麦冬 15g	玄参 15g	天花粉 15g
牡丹皮 15g	赤芍 30g	泽兰 15g
丹参 30g	蒲公英 30g	紫花地丁 30g
黄柏 15g	知母 15g	土茯苓 30g

【跟师体会】

1.印老对消渴病的病机较前人有新的见解，认为发病病机大体分为阳热亢盛、气化太过；气阴两亏、正气虚损；久病入络、瘀血内阻。因此在糖尿病患者发病初期饮食入胃后，腐熟、消化的过程迅速，故多食易饥；水液蒸腾太过，故汗多；膀胱气化太过，故多尿；水液耗散太过故口渴多饮，并循环往复。上一阶段未得到有效控制，日久耗气伤阴，表现为消瘦、气短、乏力、形神疲惫、口渴、咽干、五心烦热，或身燥少寐、舌红少苔、脉细数。气为血之帅，气虚推动无力则血行不畅，发展为瘀血内阻，瘀于脑络则中风偏枯，阻于肾脏则见排尿不畅，浮肿，尿中泡沫多；阻于四肢末梢则麻木刺痛，甚至脱疽；阻于目络则视物模糊或失明等。

2.印老认为糖尿病肾病的治疗既要益气养阴，又要理血解毒，代表方以黄芪汤加益肾汤合方加减。方中黄芪补气生津，生地黄、玄参、麦冬、天花粉等皆为养阴之品，益气药与养阴药相配，则津液得以生成并敷布周身；糖尿病肾病为病久肾脏受损而致，为难治之症，临床应多用血分药以理血化瘀为要义，常用益肾汤加减，益肾汤源于山西省中医研究所，后经印老加减而成，主要药味组成为：桃仁、红花、当归、川芎、赤芍、丹参、蒲公英、紫花地丁、山豆根、土茯苓、白茅根，常配鸡血藤、土鳖虫、水蛭、乌梢蛇，使瘀血得化，经络疏通，气血和畅。

3.对于糖尿病证属气阴两虚治疗过程应注意益气避免选用温燥之品，养阴生津但不过用滋腻之药。另外糖尿病肾病患者虽常水肿，不可用燥烈之品祛湿，以防伤阴。可用黄柏、知母、薏苡仁、牛膝、茺蔚子、泽兰等，黄柏苦能坚阴、祛湿而不燥烈；知母性寒质润，清热泻火，生津润燥；薏苡仁渗湿健脾；茺蔚子、泽兰活血利水，一举两得。

∽✤ 弟子问 ✤∽

糖尿病肾病漏蛋白是主要矛盾，除理血解毒外，能否用收涩之品以固摄蛋白使之不从尿中漏出？请吾师指教。

印老批注

糖尿病肾病，病本于气阴两虚，收涩剂如温阳类药，大抵不可。但养阴如煅牡蛎之类，当可一试。现在有好多新问题，包括本病都是老祖宗没有见到的，宽广的道路需要我们开拓。关键是取得疗效后再实践。三人行，必有我师，人有能者更善于学习。

印老批注（亲批影印）：

补肾益精法治疗继发性闭经

临床见印老对妇科的诸多病症颇有见解，选方用药也独具特色。临床上对不明原因的闭经，印老常以补肾益精为法，举例如下。

【病例】患者王某，女，26岁。初诊日期1998年9月3日。

患者近一年无明显诱因闭经，平素除易疲乏外，无其他特殊症候。其身体状态、食纳、二便等均无异常。舌红，少苔，脉细。其子现3岁。

【辨证】肾精不足。

【立法】补肾益精。

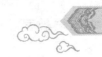

【处方】

沙苑子 10g　菟丝子 15g　覆盆子 10g　枸杞子 10g

五味子 10g　淫羊藿 10g　仙茅 10g　　巴戟天 10g

鹿角霜 15g　紫河车 15g　红花 10g　　川芎 15g

印老认为患者虽无症状，但结合现代医学观点，此属内分泌失调，卵巢功能低下。而中药补肾精之品有调节内分泌及提高卵巢功能之功。

方中五味子、二仙调补肾之阴阳，即印老所说的益肾精。鹿角霜、紫河车，皆为血肉有情之品。另外，在补肾精的基础上，加活血调经或散结之品起"消除障碍"之作用。肾气充，气血和，则精血应通行正常。

印老批注（亲批影印）：

> （手写影印批注内容）

印老批注

古籍很重肾精，认为五脏六腑之精皆藏于肾，肾又以其精滋养多脏腑，故而古人对肾是非常重视的，对"天癸"之精也极重视。现在看来，并非为此，肾精并非内分泌系统缺之不可的物质，不过有很多内分泌系统病是需要补肾益精的，应灵活看待。

温肾助阳、理气活血法治疗闭经

吾师为当代名医，善治多种内科疑难杂症，治疗妇科病、皮肤病等也见解独特，疗效颇佳，今举验案一例如下。

【病例】患者周某，女，30岁。初诊日期1997年5月8日。

患者闭经4个月，自诉常感小腹隐痛，以往月经来潮期间腹痛尤甚，伴手足凉、喜暖。舌苔少、脉细。西医三合诊检查，子宫附件未见异常。

【辨证】肾虚瘀阻。

【立法】温肾助阳，理气活血。

【处方】

淫羊藿 10g	仙茅 10g	巴戟天 10g
沙苑子 10g	菟丝子 15g	鹿角胶 15g
当归 15g	赤白芍 (各) 15g	柴胡 10g
红花 9g	香附 12g	茺蔚子 30g
夏枯草 15g	生牡蛎 30g (先下)	川贝 10g
玄参 15g		

每日1剂，分两次温服，服药16剂，于5月24日月经来潮，经期为5天，颜色正常，经量较未闭经前略多，且此次行经无手足发凉，亦未觉怕冷，患者大喜。

【跟师体会】对于闭经，有些人以虚象为主，表现为腰膝酸软，倦怠乏力，面色苍白等，部分病人指标提示卵巢功能低下，印老以此方滋养肾阴，温肾助阳。而对于兼有胸胁、乳房胀痛，精神抑郁，少腹胀痛拒按，烦躁易怒等，印老认为是瘀血阻滞型的闭经，采用活血祛瘀通络的方法，以抵当汤为基础方加减。两者同为闭经，治法大不相同，临床上应注意鉴别。

观印老处方，立意用药，衷中参西，其间自有道理，我将向老师请教。

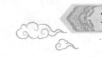

印老批注（亲批影印）：

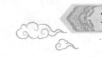

调肝补肾法治疗更年期综合证

临床见更年期综合征患者症状各异，典型者为50岁上下之女性，临近绝经或已绝经、平素急躁易怒、阵热、阵汗，汗出后身凉畏寒。不典型者可有上症1～2项，并有心悸、纳差、胸闷乏力、头晕等诸多其他症候，且临床表现轻重不一。

【辨证】肝肾亏虚。

【立法】调补肝肾。

【处方】

淫羊藿 10g	仙茅 10g	巴戟天 10g
黄柏 15g	知母 12g	女贞子 15g
墨旱莲 15g	柴胡 10g	白芍 15g
当归 15g	鹿角霜 15g	紫河车 15g

【方解】方中淫羊藿、仙茅、巴戟天、鹿角霜、紫河车、墨旱莲、女贞子既补肾阴，又温肾阳，可谓"阴中求阳，阳中求阴"之配伍，最终目的是补足肾精；柴胡、白芍（或赤白芍）、当归为逍遥散中几味要药，养血调肝、畅情志；知母、黄精养阴清热，对心烦、急躁

印老批注

经行腹痛，例属肝血之瘀，轻则四物桃红，重则抵当、下瘀血汤。月经提前多为血热阴虚，月经后期常为血寒涩滞，如驻经不行达三个月以上者，则多数为肾精不足不能促使月事以时下。这里所说的肾精，当是卵巢激素之类物质，"二仙""五子"等连及河车、鹿角，均有提高卵巢激素的作用。中医称之为补益肾精，夏枯草、生牡蛎、川贝、玄参则为"消瘰"破结，扫除障碍用之，盖精道不通，虽补无益也。诸活血行气药皆鼓动肝血运行使月经畅通无阻，而腹痛除矣。

等热象有制约作用，且于方中可调和药性寒热，使全方药味平和。诸药合用养肝血、益肾精，使阴、阳、气、血平衡而诸症自减。

❀ 弟子问 ❀

然不知我领悟的对与不对，还请吾师指教。

印老批注（亲批影印）：

印老批注

二仙汤是上海提出来的新方，治更年期有效。更年期是妇科病，对此内科不甚讲求。近年来此病甚少。我在二仙汤中加入逍遥散舒肝理血，鹿角霜、紫河车补益肾精符合"肾气七七"之数，而病人常见肝郁见症，可加逍遥。看来效果不差，算我做点贡献吧！

除痹调血法治疗更年期综合证伴胸痹

临床见部分更年期妇女有各种各样的症候，其中以烘热、阵汗、情志不调为多见。尚有患者兼胸闷胸痛者，印老在治疗时会分别给予调理。举例如下。

【病例】患者孟某，女，51岁。初诊日期1998年7月27日。

患者已绝经，易汗出、情志易急，近1个月来常胸闷，心电图示窦性期前收缩，既往有冠心病病史。脉细，脉律不整。舌淡红，苔白。

【辨证】肝肾虚损，气滞血瘀。

【立法】调补肝肾，开胸除痹。

薤白 10g	杏仁 10g	桔梗 10g
枳壳 10g	旋覆花 15g（包）	茜草 10g
红花 10g	丹参 30g	赤芍 30g
淫羊藿 10g	仙茅 10g	巴戟天 10g
黄柏 15g	知母 12g	鹿角霜 15g
郁金 15g		

【跟师体会】此病之本是更年期的阴阳失调，标是疼痛，故用二仙汤调理阴阳，用旋覆花汤治疗疼痛。方中薤白、杏仁、桔梗、枳壳、旋覆花以开胸除痹，通过调畅气血、通络止痛解决胸闷、胸痛问题，淫羊藿、仙茅、巴戟天、黄柏、知母、鹿角霜、郁金调补肝肾，以解决更年期问题。

患者年龄五十有余，肝肾虚损、阴阳失调，故出现更年期的一系列症候，治疗时要解决这一矛盾。患者目前主要不适为胸痛，因此也要解决这一矛盾，可谓标本兼顾。且胸闷胸痛越重，患者情绪越紧张，对更年期诸症缓解不利；并且更年期诸症越得不到治疗，患者可以有很多失调与不适，可谓恶性循环。而印老抓住这两个矛盾分别调理，患者会形成良性循环，最终更年期诸症缓解，胸痹消除。这里还是体现了印老抓主症的思想。

弟子问

在本例患者身上同时有两个主症。不知体会对否，请吾师指教。

印老批注（亲批影印）：

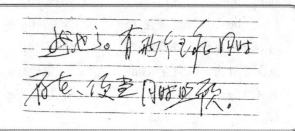

调补肝肾法治疗男性更年期综合证

　　门诊工作中常见女性更年期综合征，男性更年期综合征虽有此提法，但临床应用中医药治疗者不多。今印老以调补肝肾为法治疗男性更年期综合征，特记录如下。

　　【病例】患者王某，男，50 岁。就诊日期 1998 年 9 月 24 日。

　　患者两年前无明显诱因出现失眠，西医诊断为"神经衰弱"，用药（具体不详）治疗效果不佳。两年来深感痛苦，近期已发展为"彻夜不眠"，伴头昏沉、汗出、心烦等症，大便偏干。苔白，脉弦细。

　　【辨证】肝肾不足，阴阳失调。

　　【立法】调补肝肾，平衡阴阳。

　　【处方】

淫羊藿 10g	仙茅 10g	巴戟天 10g
黄柏 15g	女贞子 15g	知母 15g
墨旱莲 15g	柴胡 10g	首乌藤 30g
赤芍 30g	丹参 30g	琥珀面 3g（胶囊装）
鹿角霜 15g		

　　【方解】方中淫羊藿、仙茅、巴戟天、鹿角霜、墨

旱莲、女贞子既补肾阴，又温肾阳，可谓"阴中求阳，阳中求阴"之配伍，最终目的是补足肾精；柴胡、赤芍、丹参疏肝养血，加首乌藤、琥珀面等镇静安神药。从上方可以看出印老在治疗上抓住更年期患者肝肾不足这一主要矛盾，以调补肝肾为重点，调补阴阳、气血，只有这一矛盾得到解决再辅以安神药，才能相得益彰，取得疗效。

【跟师体会】

1.男性更年期综合征虽然少见，但只要出现阴阳失调，治法和方药与治疗妇女更年期综合征相近。更年期综合征表现各异，轻重程度不同，但此患者非一般失眠，其伴随更年期头昏、汗出、心烦等症出现，无其他诱因可致。故将其失眠作为更年期失调的诸症之一，治疗如上法。若按失眠简单论治则本末倒置，此即治病必求于本。

2.人至中老年交界之时，生理上功能的衰退、内分泌失调在中医来讲概属肝肾不足，治疗不分性别，总以调补肝肾为大法。

弟子问

不知体会对否，请吾师指教。

印老批注（亲批影印）：

印老批注

我的经验基本如此。

六、四肢疾病、皮肤病、自主神经系统

理血解毒法治疗痹症

【病例】患者白某，女，45岁。

西医确诊为风湿热；中医诊断为痹证。

初起发热，关节痛以大关节为主，血沉增快。经治疗血沉恢复正常，热退，关节痛减轻，现仅有咽痛、下肢窜痛，腿沉。

【辨证】外感风热，热毒内蕴，久病入络。

【立法】理血解毒，清热除痹。

【处方】

赤芍 20g	桃仁 10g	红花 10g
茺蔚子 10g	当归 10g	蝉蜕 10g
鸡血藤 15g	蒲公英 10g	白茅根 10g
土茯苓 20g	鱼腥草 10g	紫花地丁 10g

选用益肾汤为主方配以清热解毒之品，赤芍、桃仁、红花、茺蔚子、当归属益肾汤药味，白茅根、蒲公英、紫花地丁、土茯苓、鱼腥草为清热解毒药味。

后在首方基础上加强理血凉血清热之川芎、土鳖虫、牡丹皮、紫草。当热势减退变为低热时加地骨皮、青蒿、板蓝根加强清虚热、解毒之功。现患者风湿热缓解但咽痛、腿沉仍在，在理血解毒主方上加山豆根清咽、利喉、解毒，加豨莶草加强祛风湿、强筋骨之功。

【跟师体会】此类疾病为感触"病邪"即发，发病迅速，变化极快，来去匆匆，正符合中医"风象""风为百病之长""风善行而数变"之理论。治疗上有"治风先治血，血行风自灭"之说。因此在治疗此类疾病中，印老强调治血。在临床实践中，印老以理血法为主兼顾其他，如用理血解毒、理血燥湿等法治疗多种变态反应疾病，疗效显著。

清热解毒法治疗带状疱疹

近年来中老年人中带状疱疹发病率有增多趋势，西医认为是抵抗力低下时病毒感染所致，而中医学认为属"湿热毒"范畴。

随印老出诊时见几例带状疱疹患者，印老均以清热解毒为法治之，有利于患者康复。

【处方】

黄连 6g	黄芩 12g	牛蒡子 12g
玄参 15g	生甘草 12g	桔梗 10g
板蓝根 30g	升麻 10g	柴胡 10g
连翘 20g	马勃 3g	僵蚕 10g
薄荷 3g		

【跟师体会】

1. 带状疱疹是一种由水痘 - 带状疱疹病毒引起的神经和皮肤同时受累的皮肤病。表现为皮肤上出现成簇水疱、痛如火燎的急性疱疹性皮肤病。临床表现沿身体一侧周围神经作带状分布的成群水疱，伴神经痛和局部淋巴结肿大，愈后极少复发。中医学认为：因其皮肤上有红斑水疱，累如串珠，每多缠腰而发，故又名"缠腰火丹"，或称"火带疮""蛇丹"，《外科启玄》称之为"蜘蛛疮"。

2. 普济消毒饮，《医方集解·泻火之剂》："此手太阴、少阴、足少阳、阳明药也。芩、连苦寒，泻心肺之热为君；玄参苦寒，橘红苦辛，甘草甘寒，泻火补气为臣；连翘、薄荷、牛蒡子辛苦而平，蓝根甘寒，马勃、僵蚕苦平，散肿消毒定喘为佐；升麻、柴胡苦平，行少阳、阳明二经之阳气不得伸。桔梗辛温为舟楫，不令下行，为载也。"此方为清热疏风解毒的著名方剂，原为治"大头瘟毒"的，而其清热解毒之效绝不仅限于治大头瘟。

3. 从临床情况看患者多由热邪内蕴所致，久而热毒为患，发为此病。清热解毒无疑对此病的治疗有利。

弟子问

本病西医认为此病毒为嗜神经一类，因此沿神经走行分布，故可以解释其剧痛。那么，中医怎么解释这种疼痛的机制呢？是热毒郁阻经络吗？有"不通则痛"，"痛处不移"则考虑瘀血为患的道理吗？患者往往剧痛多日不解，或存缓犹存，可以从祛瘀止痛的角度用药吗？要想解决疼痛的问题（将病程缩短，或使疼痛程度尽量减轻）还有别的方法吗？请吾师指教。

印老批注

带状疱疹是较棘手之病，西医束手，中医治疗亦非易。我自用清热解毒的普济消毒饮以来，深感疗效尚可。盖解毒清热、消炎去痛，即寓于其中。此病不常出现瘀血症状，故去瘀止痛并不现实。嗜神经之痛，既不出现瘀血见症，则不一定采用去瘀之法。清热解毒，同样可以消炎去痛，故我常采用之。实践证明，效果是可喜的，因为炎症四大特点是红、肿、热、痛，解毒消炎实质上就能去痛。

印老批注（亲批影印）：

理血祛风法治疗痤疮

我师印老善治内科疑难杂症，此外印老治妇科病、皮科病也颇有特色，今就痤疮的治疗做一简要记述。

【病例】患者周某，女，25 岁。出诊日期 1999 年 9 月 27 日。

患者月经常后期而至，月经量不多，色红。少腹满，平素大便干结，需依赖服通便药排便，颜面部痤疮此起彼伏。舌红苔少，脉细。

【辨证】血虚风燥。

【立法】理血祛风。

【处方】

蝉蜕 20g	僵蚕 10g	全蝎 6g
白附子 15g	赤芍 30g	当归 15g
川芎 15g	生地黄 15g	生薏苡仁 30g
茺蔚子 30g	泽兰 15g	红花 9g

【方解】白附子为印老经验中常用的治皮肤诸疾的药物之一。另外，痤疮时起时伏，也属于"风象"。中医讲求"治风先治血，血行风自灭"，故以赤芍、当归、川芎、生地黄、茺蔚子、泽兰、红花活血；加虫类药僵蚕、全蝎、蝉蜕定风。此方理血既对痤疮适宜，又对月经后期适宜，可谓两相兼顾。

弟子问

常读一些中医杂志，医者除以理血祛风药调理外，对痤疮常有以清热、泻火、解毒之品治疗者。若兼用上药是确有效果呢，还是没有太多必要呢？请吾师指教。

印老批注（亲批影印）：

印老批注

　　痤疮是皮科病，来内科治疗，当然亦可以用方。白附子古人即用于皮肤美容，王诗雅告诉我一个病例用法类同，故我即以此方用之。

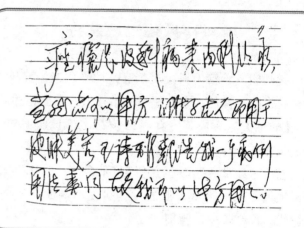

清热化湿法治疗汗症

　　【病例】患者夏某，男，23 岁。

　　患者常有夜间"盗汗"，需更换衣服、枕巾等物 1～2 次，严重影响睡眠。便溏，余无特殊不适，患者形体、精神状态等无特殊。舌红、苔根微黄，脉细，掌热。

　　【辨证】湿热内盛。

　　【立法】清热化湿。

　　【处方】

知母 12g	黄柏 15g	滑石 15g
生薏苡仁 30g	栀子 10g	龙胆草 10g
首乌藤 30g	煅龙牡 (各)30g	合欢皮 15g
青蒿 15g	地骨皮 15g	灶心土 120g (煎汤代水)

　　患者服药七剂后诉汗出减少，夜间已不用换衣物。

　　【跟师体会】

　　1. 患者服药数剂从每晚换 2 次衣物到不用更换衣物，说明疗效显著。一般医生认为夜间出汗为盗汗，归结为阴虚，采用养阴之剂调之。而对于本例患者，印老则抓住其"热象"，如身热汗出，舌红、苔黄、掌热等，重点在清热。用知母、黄柏、栀子、龙胆草皆为苦寒清热之品，古人有注"阳加于阴谓之汗"，阳热鼓动阴液外出而为汗。热清，则汗可止；青蒿、地骨皮皆为清虚热之品，生薏苡仁、滑石祛湿浊；煅龙牡、灶心土收敛止汗，且患者大便稀溏，此二药又能止泻，可谓一举两得；配以首乌藤、合欢皮利眠。诸药合用使患者汗出减少，睡眠好转，大便成形。后印老曾以桂枝加龙骨牡蛎汤加味为患者调和营卫敛汗而巩固疗效。

2. 此效案证实：滋阴之法非治疗夜间出汗之必须，应辨证分析，抓准主症。另外，有湿热内蕴者先宜清利湿热，使"邪热"不能鼓动阴液外出而为汗，至热象减除时又当调和其营卫，使气血和畅，阴阳平衡。

3. 若虽夜间出汗，然伴身冷、汗凉者，当为阳不守阴而出现的汗出，或者汗出兼有阳气不足、不能固护，兼有"寒象"者，均应该益气固表以止汗。

4. 汗出兼有热象者当分清虚热、实热（如阳明四大症之汗）、湿热，总以清热为核心，兼顾虚、实、湿，最后达到热去汗止之目的。

印老批注

汗出有三，①热汗：不但症有热象，且汗出前身热蒸蒸。②自汗：身冷恶风寒而同时出汗，这种汗与热汗适成对待，为阳虚肌表不固水津流失的现象，故治宜益卫固表，如玉屏风、桂枝加黄芪等方。③盗汗：晚间汗出（或）在睡梦中出的汗，有五心烦热、舌红苔黄脉数者，方为阴虚；若无阴（伤）症状，症状仅见盗汗，亦不能以阴虚论之，如神衰中亦常见盗汗则非阴虚，多为痰火内郁，慎不可以阴虚论之。热汗主治方法，即以退热为务，白虎汤固为去大热大汗清气热之方，而丹皮、栀子、丹皮花粉，清血热而敛汗，亦为常用之法。读古人书贵在灵活，没有表虚阳虚，就不应用桂枝黄芪等固表温阳之药；没有阴虚血热，又何以能用生地黄丹皮等凉血滋阴之品。如能把热、自、盗三种汗道理弄清，则汗出治法思过半矣。总的来说，阳虚则外寒，外寒则不能摄汗，故恶风寒而汗，阴虚则内热，内热虽津虚血少而亦汗出，此汗多为夜间睡梦中出之，为阴虚，热汗则不论其白天黑夜，均可热迫汗出。

清热燥湿法治疗痛风

痛风是嘌呤代谢障碍所致的一组慢性代谢性疾病，其临床特点为高尿酸血症、反复发作的痛风性急性关节炎、间质性肾炎和痛风石形成；严重者呈关节畸形及功能障碍，常伴尿酸性尿路结石。发病时西医一般用别嘌醇、苯溴马隆及镇痛药等治疗。印老认为此病属于湿热下注，故以清热利湿为法，用龙胆泻肝汤、四妙散等加减调治，效果良好。

【病例一】患者戴某，男，68 岁。就诊日期 1998 年 10 月 19 日。

患者于 1984 年确诊为痛风，以前平均两年发作一次，近三年发作较以前频繁。此次于 10 月 13 日发作，查血尿酸 438 μmol/L，不能独立下床行走，需两人搀扶尚能勉强行走，疼痛以两踝部内侧为甚，右足沉重感、伴局部红肿，夜间跳痛难以忍受，影响睡眠。平素有汗出。触之掌热，苔少、有齿痕，脉弦。

【辨证】湿热下注。

【立法】清热燥湿。

【处方】四妙合龙胆泻肝汤加味。

黄柏 15g	生薏苡仁 30g	苍术 15g
牛膝 12g	萆薢 15g	木通 10g
泽泻 30g	茯苓 30g	木瓜 15g
龙胆草 10g	栀子 10g	黄芩 10g
柴胡 10g	车前子 12g	生地黄 15g
当归 15g	蚕沙 30g(包)	泽兰 15g
牡丹皮 15g	紫草 15g	

【方解】此方四妙合龙胆泻肝汤皆为燥湿清热所用，更有蚕沙治疗湿浊久蕴；牡丹皮、紫草清热凉血；萆薢、木通、泽泻、茯苓渗湿清热。诸药合用，清热利湿、消肿止痛。

【跟师体会】印老谈到痛风一症以尼泊尔、青藏高原等地多发，患者多由饮酒、吃牛羊肉等诱发，故与中医所言湿热内蕴相符；且患处红肿、渗液、糜烂也属湿热下注，故四妙最宜，且龙胆泻肝汤助清燥湿热。另有一曾经印老诊治的痛风患者，跖趾关节处红肿，舌苔厚腻，X线片示骨质破坏如蚕食状，辨为湿热内蕴证，以清热燥湿为法，以四妙加味治愈。

弟子一问

活血药有助于此病的治疗吗？请吾师指教。

印老一批

尿酸性痛风，沿海及京畿甚为少见，故首例"痛风"是西藏来京者，原籍四川实际上是辨证治愈的。

印老一批（亲批影印）：

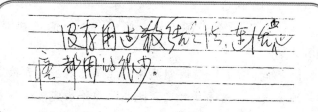

~~~ **弟子二问** ~~~

有必要用散结之品吗？请吾师指教。

印老二批（亲批影印）：

印老二批

没有用过散结之法，连活血止痛都用的很少。

【病例二】患者张某，男，38 岁。初诊日期 1999 年 11 月 18 日。

患者未能前来，其父代诉：患者 5 年前痛风发作，足大趾、跗趾关节红肿痛甚、不能下地，发作较频，服印老中药后发作次数减少，近 3 年病情平稳；此次因饮食、劳累等因素诱发，现局部红肿，不能下地行走，故其父前来代诊。

【辨证】肝经湿热。

【立法】清肝燥湿。

【处方】

龙胆草 12g	栀子 10g	黄芩 12g
柴胡 10g	生地黄 15g	赤芍 30g
车前子 12g^(包)	泽泻 15g	木通 10g
当归 15g	牛膝 10g	生薏苡仁 30g
木瓜 15g	蚕沙 30g^(包)	泽兰 15g
佩兰 15g	滑石 15g^(包)	

弟子问

　　除清肝燥湿之法外，若痛甚者需不需加降香、三七、水蛭、土鳖虫等品祛瘀止痛？若局部溃烂者需不需加蒲公英、紫花地丁等解毒之品？

印老批注（亲批影印）：

> 痛风伴尿酸浸润病中医一般认为湿热，苦以燥湿寒以清热，是其大法，我从没有用过其他治法。

印老批注

　　痛风伴尿酸高病，中医一般认为湿热，苦以燥湿，寒以清热是其大法。我没有用过其他治法。

七、眼、耳、鼻疾病

祛风舒挛法治疗眼睑痉挛

　　【病例】患者谷某，女，48 岁。初诊日期 2000 年 1 月 27 日。

　　患者自去年 7 月至今常有"双眼睑下垂，睁不开眼"的表现,自诉卧位时可以睁眼,坐位时完全不能睁开。发作不定时,每次持续时间为 1~2 分钟,影响工作及学习、交流等,患者甚觉苦恼。除上症外余无不适,体力也好。经协和医院检查新斯的明试验(-),双额颞叶交界处运动皮质代谢轻度减低,右侧著,双侧壳核代谢轻增高(PEI 检查脑显像)。脑电图无异常,头颅 MRI 示双基底节软化灶,不除外右枕叶皮质下点状腔梗。协和医院诊断为"眼睑痉挛"。印老认为其症发无定时,符合"风"的特点;不能自由开闭眼,属"拘挛"状态。

【辨证】风邪上扰。

【立法】舒挛定风。

【处方】

赤白芍(各)15g	生甘草 12g	生薏苡仁 30g
木瓜 15g	白蒺藜 15g	珍珠母 30g(先下)
钩藤 30g	天麻 10g	蝉蜕 20g
僵蚕 10g	牡丹皮 15g	蔓荆子 12g
薄荷 3g	苍耳子 12g	

【方解】方中白芍、甘草、薏苡仁、木瓜、白蒺藜、珍珠母、钩藤、天麻均有舒挛之功;考虑患者的痉挛发作特点为"发无定时,善行数变",故以蝉蜕、僵蚕定风;牡丹皮理血;蔓荆子、薄荷、苍耳子均为上头面之药,也有驱风之功,诸药合用应达到定风、舒挛之目的。

如果遇患者仅为眼睑下垂,属于肌无力范畴者,印老处方以祛湿健脾剂调理,处方如下。

生薏苡仁 30g	茯苓 30g	泽泻 30g
萹蓄 15g	苍术 15g	木瓜 15g
车前子 12g(包)	黄柏 12g	山药 15g
桔梗 10g	枳壳 10g	白术 12g
赤小豆 15g	滑石 15g	通草 3g

【跟师体会】遇到眼睑不能睁开者，属于痉挛的应以舒挛、定风、理血为主；属于肌无力（中医所讲的"湿"）则以健脾利湿为主；若是脑血管病造成的则以活血通络散结为主。总之，抓主症即是抓住疾病的本质，然后选择对应的方药治之。

清解少阳法治疗内耳眩晕症

【病例】患者刘某，女，50岁。

患者既往有梅尼埃病，近日头晕、目眩、伴耳鸣，甚则不欲睁眼、呕吐，走路如踩棉花，时有偏头痛，口苦，不欲饮食。大便3～4日一行。舌尖红，苔白腻，脉弦细。

【辨证】胆热上扰。

【立法】清解少阳。

【处方】

柴胡 10g	半夏 10g	黄芩 12g	枳壳 10g
川大黄 5g	蔓荆子 12g	苍耳子 12g	黄连 6g
栀子 10g	龙胆草 10g	板蓝根 30g	竹茹 12g

【跟师体会】眩晕，以内伤为主者，多由虚损所致，如气血不足、肾虚脑窍失养等；也有因肝肾阴虚，肝阳相对偏亢，上扰清窍等所致；也有因痰浊、瘀血痹阻脑络所致……西医学的内耳性眩晕多由内耳半规管、迷路及前庭疾病造成。中医认为其症候属于少阳胆经有热，如头晕目眩、畏光。耳鸣、口苦，皆为胃气上逆，故见呕吐或不欲饮食；便干也为热象。故内耳性眩晕之根本病机在于胆经之热上攻，治法应为清泄少阳胆热。

上方柴胡、黄芩、龙胆草、栀子清肝胆而泄火热；半夏、竹茹清除痰热又兼和胃降逆；枳壳、青皮下气降火、除痰热；板蓝根清热解毒（或用大青叶也可），对内耳之炎症有清退作用；蔓荆子、苍耳子清头目；川大黄通腑泻热。诸药合用，可达清解少阳之目的。

印老对临床症见头目眩晕、羞明、不欲睁眼或伴耳鸣等，西医诊断为"内耳性眩晕"病者，用此方效果良好。

弟子问

印老对此类患者一般不用重镇潜阳药，但可否选用

1. 牛膝、车前子之类的下行之药？
2. 泽泻、白术之类的化湿浊之药？
3. 赤芍、牡丹皮之类的活血药？请吾师指教。

印老批注（亲批影印）：

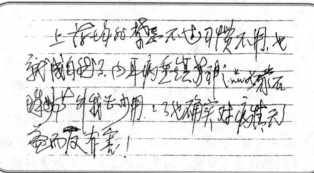

印老批注

上药均非禁忌，不过习惯不用，也就成自然了。内耳病重镇安神之品如磁石、珍珠母等，则我甚少用，2、3也确实对病情无益而有害！

清肝凉血法治疗鼻衄

【病例】患者朱某，男，50岁。

患者鼻衄反复发作十余年，已成顽疾，多方医治疗效不佳。此次鼻衄又发，且伴有齿衄，刷牙时更甚。舌色青、苔薄黄。脉弦细。手掌心热。

【辨证】肝火上炎。

【立法】清肝凉血。

【处方】

柴胡 10g	赤芍 30g	当归 15g
牡丹皮 15g	栀子 10g	侧柏叶 30g
生地黄 15g	藕节 15g	诃子 15g
山茱萸 9g	五味子 10g	煅牡蛎 30g（先下）
紫草 15g	石榴皮 15g	白茅根 30g

服药十数剂后患者鼻衄好转，齿衄次数减少。

【跟师体会】鼻衄以火热偏盛、迫血妄行为多。此患者目赤、口苦，苔黄、脉弦，均为肝火偏亢之象。

观上方以丹栀逍遥散清肝，以侧柏叶、生地黄、藕节凉血止血，以紫草清血分热，芦根清肺热以助凉血止鼻衄。另加诃子、山茱萸、五味子、煅牡蛎、石榴皮皆为酸涩收敛之品，以助止血，诸药合用，取效甚佳。

清肝，为凉血止血奠定了基础，因"热迫血行，血溢于脉外则出血"。如仅选些凉血止血药治疗可谓"治标"。若能清除邪热，使血归于经方为"治本"。根据肝与气、血的关系，肝与火、热的关系，肝火炎上的特性等，应注意清肝，这样才能使气血条达、热清血行。

侧柏叶、生地黄、藕节，凉血止血，为热迫血行出血之要药。清热、凉血、止血相得益彰。

诃子……石榴皮等药酸涩收敛以助止血，因为患者病程较久，出血较多，配上药以加快止血速度，加强止血效果。

~弟子问~

不知上述体会正确与否，请吾师指教。

印老批注（亲批影印）：

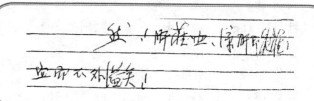

宣肺散风降火法治疗鼻窦炎

　　【病例】患者邝某，男，37岁。初诊日期 1998 年 5 月 7 日。

　　患者鼻窦炎病史 20 余年，反复发作不愈。现鼻流浊涕、臭秽，伴右眼眶、右颧骨处疼痛，近一月来反复低热，近日夜间鼻塞重，平素尚可闻香臭（因左侧无病变），易起口腔溃疡。大便通。舌红，苔薄黄，脉细。

　　【辨证】火热上炎。

　　【立法】降火泻热。

　　【处方】

苍耳子 12g	薄荷 3g	辛夷 6g
鹅不食草 12g	鱼腥草 30g	山豆根 10g
白芷 6g	川芎 15g	夏枯草 15g
苦丁茶 12g	菊花 10g	石菖蒲 10g
大枣 10g	防风 10g	生石膏 30g（先下）

　　后曾加用栀子 10g，升麻 10g，黄连 6g，黄芩 12g，黄柏 15g，赤芍 30g，牡丹皮 15g，紫草 15g 等清热解毒之品，因患者口腔溃疡发作曾将导赤散、泻黄散合入方中。

　　【跟师体会】肺开窍于鼻，该患者证属肺热鼻窍不通，法当清宣肺热，患者头痛、涕浊、易起口腔溃疡，皆为热象。

方中鹅不食草为治"鼻渊"要药，但因其食入易致恶心、呕吐，故定要配以大枣以解其"毒"，缓解其副作用。苍耳子、薄荷、辛夷、白芷均可散风清热通鼻窍，而某些散风之品既能宣肺开窍，又有"火郁发之"之意。鱼腥草、山豆根解决其"慢性炎症"问题；夏枯草、苦丁茶、菊花散风清热止头痛；葛根对目眶疼痛效佳。

患者服药28剂，低热除，口腔溃疡范围缩小，脓涕量减，臭味轻。此方有效。二十余年慢性炎症难以迅速解决，中医药治疗见效则可进一步辨证论治以巩固疗效。

弟子问

对于此类患者除注意宣肺散热、通窍降火（尤其是兼有口腔溃疡等热象者）外，能否选用理血及化湿之品？"久病入络"难症，理血是否会有帮助？另外浊涕也属于"湿浊"范畴，化湿对病情缓解会不会有益处？（注意不用燥烈生热之品），请吾师指教。

印老批注（亲批影印）：

印老批注

鼻窦炎属过敏之症较多，治风治血早有明训，惟鼻流脓臭，则较一般"血"更进一程，解毒排脓。"鹅不食草"为要药但有毒性，服之会吐，大枣有解毒之用，为"十枣汤""葶苈大枣汤"等方咸用之，吾移用亦佳，是否能对鼻窦炎开一门径，希望有成。吾游美时，美国人对此病——花粉症，谈虎色变，观察未多，为难定论。不过，"鹅不食草"治鼻窦炎，这是中医传统治法，不是我的发明，但已运用多年，效果可喜。

103

八、疑难重病

毒蕈中毒重症一例治疗体会

【病例】患者误食毒蕈（前后约 2 小碗），虽当时无明显呕吐、腹泻，但不多日即出现黄疸、周身不适、发热、神志恍惚等症。于外院治疗无效。中毒后 50 余日转入我院肾内科，因治疗颇为棘手，故约请印老会诊，当时患者情况可概括为多脏器衰竭。

肝：亚急性肝坏死。肝功能各项指标均增高，重度黄疸。

肾：急性肾炎。无尿，代谢废物堆积。

心肺：心包积液。胸腔积液。抵抗力下降后肺部感染。

脑：因毒素刺激大脑，患者神志欠清，谵语，二便失禁。

感染：大便及痰培养均有真菌，（由于肺部感染，曾用复达新、泰能等多种抗生素致菌群失调，真菌感染，虽用大扶康治疗效果不佳）。

患者体温持续高热，平均 38℃。除胸腔积液外有腹水、心包积液，故憋气。由于多脏器衰竭，加之严重双重感染，患者循环衰竭，血压下降至休克血压以下。经静脉点滴多巴胺方能维持在 90 ～ 100/60mmHg。西医经保肝、抗感染等对症治疗及血透治疗（隔日一次，共进行 2 周），病情仍无转机。

患者目前舌干、苔黄，脉弦细无胃气，周身暗黄。

【处方】

炙鳖甲 30g^(先下)　生牡蛎 30g^(先下)　龟甲 30g^(先下)

生地黄 15g	麦冬 15g	赤芍 30g
阿胶珠 10g	麻仁 12g	天花粉 30g
广郁金 15g	土鳖虫 12g	椒目 10g
防己 10g	葶苈子 10g	生甘草 10g

【方解】印老看患者后认为：食物中毒，肝脏首当其冲，肝肾同衰，暂以滋阴潜阳活血为主。上方以三甲复脉汤滋阴、潜阳，恢复生机，改善循环。广郁金活血退黄，天花粉既活血又生津，土鳖虫化顽瘀，椒目、葶苈子、防己消胸腔积液和腹腔积液，生甘草调和诸药。

【跟师体会】患者舌干苔黄，阴液虚损，当以三甲复脉汤滋其阴；而"邪水"内停，胸腹水盛，又当利水逐邪。且活血退黄也是抓主要矛盾。

弟子问

虽然患者因病情危重最终死亡，但我们可总结用药思路，以利其他患有类似病患者的治疗。此患者矛盾点多而复杂，也许有的医生见此认为先抓调肝，改善肝脏功能；有的医生先抓肾，改善肾衰无尿；有的先抓感染……肝衰竭、肾衰竭、重度感染、循环衰竭，单有哪一项治无转机都会使患者面临死亡的威胁，何况此患者是四项全有。那么治疗时应根据四诊合参的信息决定方药呢？还是有大原则可依？经验与教训会是怎样的？请吾师指教！

印老批注（亲批影印）：

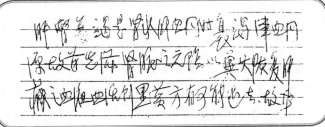

印老批注

肝肾衰竭是肾水、肝血同时衰竭，津血同源，故首先滋肾脏之元阴以冀其恢复肝藏之血液。血活则里黄方有可能退去。故本病用三甲潜阳，避免因阴虚引起之阳亢转过来再扰阴液。此病深已无转机之可能，此坏病绝症难免一死。人力已无回天之望，惟有委之天命耳。夫复何言哉？

重度过敏症治验一例

【病例】患者为英国人，女，23岁，在中日友好医院国际医疗部住院。初诊日期1998年4月28日。

患者患重度过敏症，在英国查过敏原甚多，甚至包括大米等物。其多次皮肤严重过敏至大面积剥脱性皮损，且19岁开始患哮喘。平素常有皮疹、湿疹、高出皮肤的水疱，痒甚，生活质量很差。自诉在世界多家有名的医院都就诊过，但未见效。

就诊时患者舌红，苔薄，脉细数，掌热。

【辨证】血虚风燥。

【立法】理血，祛风，燥湿。

【处方】

黄柏15g	苍术12g	生薏苡仁30g
萆薢15g	牡丹皮15g	赤芍30g
白鲜皮15g	地肤子15g	苦参15g
木通10g	蛇蜕3g	乌蛇30g
蝉蜕20g	全蝎6g	僵蚕10g
黄芪30g	钩藤30g	菊花10g
白蒺藜15g		

服药7剂身痒已不重，吃奶酪等物呕吐两次。继以前方加紫草15g,滑石15g,龙胆草10g,去苦参、蝉蜕、全蝎、僵蚕、黄芪、钩藤、菊花，继服七付，至10月5日复诊，患者情况良好，痒已减轻，无新疹出现。自觉疗效满意，准备返英。以前方加减巩固疗效。

【跟师体会】过敏症既要理血，又要定风"血行风自灭"。风性善行多变,故过敏症属风。痒甚发水疱为"湿"引起，故一定要用燥湿药止痒，如苦参、龙胆草、木通等，否则难止其痒。

⌒ 弟子一问 ⌒

有对僵蚕、全蝎、蝉蜕等虫类药过敏的吗？若有会是什么表现？

印老一批（亲批影印）：

印老一批

吾未之见也！

⌒ 弟子二问 ⌒

皂角刺一般用量较少，多为 6～10g，吾师一般用 30g，小量是否效果欠佳？请吾师指教。

印老二批（亲批影印）：

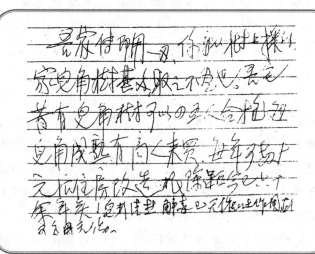

印老二批

吾家传即用一两，新从树上采的，家中皂角树甚多，取之不尽也。吾宅昔有皂角树可以四五人合抱。每皂角成熟有商人来买。每年可数十元。后住房改造根除距今已六十余年矣！皂角刺清热解毒已无催吐作用，故可久用无伤。

狼疮肾合并真菌、病毒感染的治疗

【病例】患者李某，男，60岁。

患者因大量蛋白尿住我院肾内科诊治，确诊为狼疮肾，用泼尼松 50mg/d，环磷酰胺 50mg，每天 2 次，用药近 20 天出现高热不退，经查痰、尿、便中发现真菌，口周有单纯疱疹。患者症状较重，西医约请印老会诊，协助治疗。

首诊日期 1998 年 5 月 13 日。

桑白皮 15g	桑叶 10g	黄芩 12g
杏仁 10g	桔梗 10g	生甘草 10g
薄荷 3g	防风 10g	枇杷叶 10g
芦根 30g	山豆根 10g	鱼腥草 30g
板蓝根 30g	柴胡 10g	生石膏 30g(先下)
川大黄 5g	羚角粉 2g(分冲)	

患者主要症状为高热不退，甚则体温高达 39～40℃，时畏寒，口干便秘。因此时属外感热病初起，但仅用解表药散热，恐已不能胜任，因病寒热往来，有口干便秘，可谓"三阳并病"，故印老处方照顾面很广。

方中有清肺解表之品，使热邪自表而散；有川大黄通腑泻热，使热邪自大便而出，可谓给热邪以"出路"。山豆根、鱼腥草为印老治外感发热之要药，其效好于银翘诸药；生石膏清热解肌，尤适于阳明热盛者；柴胡清解少阳，又为辛凉解表品，适用于此患者。板蓝根清热解毒，现代研究其有抗病毒之效；羚角粉对热盛者尤佳；枇杷叶、芦根既能清肺热，又能生津液，以防热病伤津，且能使津液布散周身，立意独特。

患者服药后体温曾降低，大便也通行，但服药三付后未续服，故体温复升，大便不通，脉数、舌干、寒热往来，又请印老会诊。

二诊日期 1998 年 5 月 18 日。

柴胡 15g	半夏 9g	黄芩 12g
生石膏 30g（先下）	知母 10g	青蒿 15g
地骨皮 15g	川大黄 6g	天冬 15g
生何首乌 30g	厚朴 12g	枳实 10g
牡丹皮 15g	紫草 15g	薄荷 3g
羚角粉 2g（分冲）		

方中柴胡、半夏、黄芩解决寒热往来问题，生石膏、知母、青蒿、地骨皮、羚角粉清退邪热，天冬、生何首乌、厚朴、枳实、川大黄既清肝热又通腑泻热，薄荷宣散热邪"火郁发之"，牡丹皮、紫草清血分热。此方表里双解，既清气分热又清血分热。服药后患者热退，便通，但自觉疲乏、气短。为清退余热，顾护阴液，印老予下方。

银柴胡 15g	胡黄连 15g	秦艽 10g
炙鳖甲 30g（先下）	地骨皮 15g	青蒿 15g
知母 12g	生甘草 10g	牡丹皮 15g
紫草 15g	黄连 6g	黄芩 12g
升麻 10g	葛根 10g	赤芍 30g

方中银柴胡、胡黄连、秦艽、地骨皮、青蒿、知母清虚热，牡丹皮、紫草、赤芍凉血清热，升麻、葛根、黄连、黄芩清热解毒，炙鳖甲养阴退热，对热病后期伤阴更佳。

服药数剂患者体温完全恢复正常，体力有增，周身酸痛减轻，气短好转，大便正常。考虑患者西医诊断为狼疮肾，中医属血风痨，血风疮。故印老予人参荆芥散治之。

西洋参 6g（另煎）	荆芥 10g	熟地黄 12g
防风 10g	柴胡 10g	枳壳 10g
川芎 10g	当归 15g	炒枣仁 15g
桂枝 6g	白术 12g	生甘草 12g

煅牡蛎 30g^{（先下）}　炙鳖甲 15g^{（先下）}青蒿 15g

羚角粉 3g^{（分冲）}　　地骨皮 15g　　　牡丹皮 15g

赤芍 24g　　　　　　阿胶珠 10g

人参荆芥散出自《济生方》，组成白术、人参、甘草、羚羊角、柴胡、枳壳、当归、肉桂、鳖甲、熟地黄、荆芥、防风。主治：血风痨。

经加减。人参、白术、炒枣仁、甘草，补而收之；木盛生风，羚角、柴胡平之；气血瘀滞，当归、川芎、牡丹皮、赤芍、桂枝、枳壳调之；阴虚发热，地黄、鳖甲、阿胶珠滋之，青蒿、地骨皮退之；血中之风，荆芥、防风散之。

【跟师体会】

1. 印老在治热病中，分别照顾表里、气血、津液，在表则散之，在里则清之，虚实兼顾，调补并用。

2. 热盛伤津在此患者身上表现明显，顾护阴液是中医治疗热病及热病后期调理身体应时时注意的问题。

印老批注

血风疮是外科书上有记载的，细审症状，症似狼疮，是难治病之一。汤头歌有人参荆芥散，治血风痨，中医以久虚不复为劳，故吾即以本方治之。对一大连病人有效，面五部之疮痂脱落，痒痛全消，有感觉羚角对本病有助，仔细观察或可成。中医无实验室可凭，只有勇于实践，开拓渠道，有效则继续用之，再用之，这就成了宝贵经验！碰壁后未为晚也。

印老批注（亲批影印）：

高热病人会诊纪要

【病例】患者李某，女，24岁。

患者1999年6月16日无明显诱因出现发热、恶寒、无汗，体温38℃，次日旅游受凉加劳累，体温升至39℃，回京后曾按"上呼吸道感染"治疗，服银黄口服液、康德百服宁，罗红霉素等无效，体温38~41℃，以午后、入夜两度峰值明显。

于1999年6月25日住院，当时体温39.7℃，伴寒战、无汗、口渴、干咳、咽痛、头微痛，乏力、精神差、纳呆。尿黄，便干。发病以来无恶心、呕吐，无腹痛、无尿频、尿急、尿痛等。T：39.7℃，P：110次/分，R：18次/分，BP：95/60mmHg。查体：全身浅表淋巴结无肿大。皮肤黏膜不黄，无斑疹。咽红，双扁桃体Ⅰ°肿大，无脓点，可见少量咽后壁滤泡。双肺呼吸音粗，未闻干、湿啰音。心率齐，心尖部可闻及Ⅱ度收缩期杂音。腹软，无压痛，肝脾未及。舌暗红，苔白腻，脉滑数。

各项检查如下：

血常规：6月25日：白细胞$8×10^9$/L，中性粒细胞百分比77%。

6月28日：白细胞$5.7×10^9$/L，中性粒细胞百分比65.4%。

7月2日：白细胞$4.4×10^9$/L，中性粒细胞百分比58.8%。

尿常规：尿蛋白：0.1g/L，RBC：10~20/HP（月经期）。

便常规：（-）。

肝功、肾功、心肌酶、离子、血脂均正常。

CRP：3.28mg/dl(<0.8)。

ESR:52mm/h。

血涂片：WBC 数正常，成熟粒细胞为主，杆状细胞增多，中性粒细胞质内有明显中毒颗粒，单核细胞易见，成熟 RBC 大小不等，大致正常。PLT 不少。未见疟原虫。

乙肝五项（-）。

胸片：双肺纹理增粗，右肺明显。入院后复查（-）。

腹部 B 超：肝胆胰脾双肾未见明显异常。

EKG：窦性心律，未见明显异常。

免疫球蛋白正常，补体正常。

ASO<25U/ml，自身抗体（-），抗 EB 抗体，抗 CMR 抗体,柯萨奇 B 组病毒抗体(-),肥达、外裴反应(-)、血培养（-）PPD（-）。布氏菌凝集试验（-），尿 MTB-DNA（-）。军团菌抗体（-），7月8日可疑阳性（±）。

入院后予补液：维生素 C、维生素 B_6 等。总液量2000ml。给予罗氏芬 2g，每日 1 次，静脉点滴 1 天，氧氟沙星 0.2g，每日 2 次，静脉点滴 3 天。服用中药柴葛解肌汤 3 天，柴胡达原饮 4 天，荆防败毒散 4 天，藿香正气丸 2 天。体温：38~40.2℃，每日两度发热伴寒战、呕吐、腹泻，无腹痛。7月1-5日，改用阿奇霉素口服，针对支原体，加舒普深静点。针对金黄色葡萄球菌及铜绿假单胞菌、假单胞及厌氧菌，予病毒唑800mg，每日 1 次，静脉滴注，共用 5 天，中药改蒿芩清胆汤 2 天。治疗后体温仍高，无腹泻，精神较好，寒战略减。7月5日至今，又抗痨治疗。体温略降，午后达 38.9℃，入夜 37℃，双峰转为单峰。7月7日加乙胺丁醇 200mg，每日 3 次。抗痨后体温略有下降。7月 8 日 14:00，体温 37.3℃。

印老查看病人后认为此属外感热病中的暑温夹湿。暑为阳邪，患者典型者有心烦、口渴等，此患者心烦不胜，喝水不甚多，舌质不很红，即暑热之象不重；湿为阴邪，有湿就有寒，患者寒战，苔灰而腻，且病程已有20余天,较单纯风寒、风热证缠绵等都可用"湿"来解释。

【辨证】暑温夹湿。

【立法】化湿清热。

以苍术白虎汤加减。处方如下：

苍术 15g   生石膏 30g   知母 15g

生甘草 10g   佩兰 15g   青蒿 15g

生薏苡仁 30g   滑石 15g[包]   杏仁 10g

鱼腥草 30g   枇杷叶 10g   板蓝根 30g

薄荷 3g   芦根 30g

印老认为风寒、风热表证，病程一般不这么长，此患者也非湿温（肠伤寒），暑温夹湿是符合的。并强调治暑温以清热为主，治湿温以利湿为主。前者有杏仁滑石汤，后者有三仁汤、三石汤、黄芩滑石汤等。选用苦寒药取其苦以燥湿，寒以清热之功。

此患者精神状态良好，虽已发热 20 日，可不必惊慌，目前西医诊断依据不足，且又经诸多西药治疗，发热未退。如按印老思路治疗更好，试验性治疗结核应不得已时才为之。据了解此患者只服用印老所开方药一付。发热经抗痨治疗仍无效，后转入协和医院。

印老口述（影印）：

印老口述

清瘟败毒饮为犀角地黄合白虎汤加减化裁，也是治暑瘟范畴病的一张方子。热病、神昏、气血两燔等病可用。高热、发斑（如流脑）板蓝根重用 30g，龙胆草 20g。

重度肝硬化腹水一例治疗过程简记

【病例】患者王某，女，63岁。初诊日期1998年10月19日。

患者出现腹水已10年，最初怀疑为结核性腹膜炎腹水，经抗痨治疗20个月，不但无效且药物造成末梢神经损伤，手足麻木，现已出现上、下肢肌肉明显萎缩，手指也痿软细小。

后曾怀疑下腔静脉阻塞，但造影检查无异常。患者既往无肝病史，且肝脏穿刺检查未见肝硬化表现。曾多次抽腹水为红色浑浊液，黎氏试验（－），腹水比重1.016。

1998年9月腹部B超示肝硬化，脾大，双肾慢性损害。Hb 86g/L，PLT 64×10^9/L。

就诊时患者腹胀如鼓，腹围113cm。尿量较少，每日500ml左右，腹胀甚，憋气，纳少。苔少，脉细，肢端皮温偏凉。印老处方如下：

柴胡 10g	赤芍 30g	当归 15g
丹参 30g	广郁金 15g	川楝子 15g
桃仁 12g	生牡蛎 30g （先下）	土鳖虫 12g
炙鳖甲 30g （先下）	炮甲片 10g	桔梗 10g
紫菀 10g	款冬花 10g	椒目 10g
葶苈子 10g	泽兰 15g	茺蔚子 30g

上方为印老自制的化瘀通气排水方，其中柴胡、赤芍、丹参、当归、生牡蛎、广郁金、川楝子、桃仁舒肝理血；桔梗、紫菀、款冬花开肺气、利三焦以开气道，消臌胀；牡蛎、鳖甲、炮甲片软坚散结；土鳖虫化久瘀，消积块。椒目、葶苈子利三焦而行水。

服药七剂患者家属来诉有效，胸闷喘憋已减轻。

大便每日 10 次左右，质稀，腹胀如故。尿量略增至每日 800ml 左右，原 1 周需抽腹水 3000ml，上次就诊前已连续抽水 3 周，自服中药后至今尚未抽腹水。

予上方加炒莱菔子 15g，去款冬花，继服七付，服药后患者仍便意频频，时排便 10 次左右。停用利尿药，尿量每日 800ml 左右。又抽腹水一次，原为血性腹水，此次为黄色（距上次抽水间隔 21 天），腹围 112cm，腿肿，疼痛。

予前方（第一方）加炒莱菔子 15g，槟榔 15g，防己 10g，去川楝子。

此后患者未来复诊。

回顾治疗过程，有几个问题请教吾师。

弟子一问

患者方中选用开利三焦之品，本想使其尿量增多，腹水自尿路清除。但此患者一直大便次数多，方中又无川大黄等品何以大便频频而小便不甚多呢？

印老一批（亲批影印）：

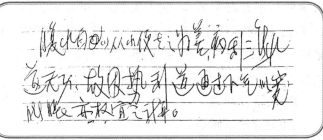

印老一批

腹水自以从小便去之为善，病利三焦水道无功，故因势利导通过下气以宽腹胀亦权宜之计。

弟子二问

方中加入炒莱菔子、槟榔是要下气除满消胀吗？患者大便次数多，加上二味药，大便次数会不会更多呢？

印老二批

　　槟榔、莱菔子重在下气，泻下的作用不强的。用槟榔驱蛔，在农村曾用过四两（120g）但不见其泻。

印老二批（亲批影印）：

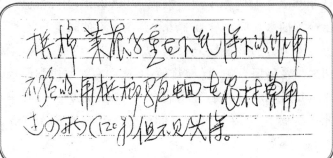

重症肺炎治验一则

　　肺炎的西医分类有多种，表现不一。中医则抓住其发热、咳、喘、痰等特征进行论治。下面病案为西医呼吸内科一重病人邀请我师印老诊治的情况。

　　患者女，80岁。

　　缘于数日前滑倒，冷水洒于地面，且老人身卧于地不能转侧，衣服被冷水浸湿长达13小时，故外感寒凉而发病。呼吸内科诊为肺炎（胸片示两肺有片状阴影，听诊两肺满布湿啰音），病人发热、（虽经抗生素治疗10日仍为38℃左右）喘憋、痰鸣、咳痰黄白相间，咳嗽时作，且腹胀，纳呆，大便两日一行，腿肿，尿少。舌红而干，苔少，脉弦数。

　　【辨证】肺热咳喘。

　　【立法】清泻肺热。

　　【处方】

麻黄 6g	杏仁 10g	生石膏 30g$^{（先下）}$
生甘草 10g	桑白皮 15g	葶苈子 10g
鱼腥草 30g	山豆根 10g	

　　其中麻杏石甘汤对肺热咳、痰、喘兼发热，皆有

治疗作用，加之桑白皮清肺热，鱼腥草、山豆根抗炎，葶苈子降肺，诸药合用使肺气得以宣肃，肺热得以清泻，炎症得以清除。

服药三付病人咳喘减轻，腹胀减缓，大便每日两行，体温基本正常。但病人胸闷、纳呆，精神状态较差，舌红苔少，脉硬而数动不安。印老认为病人体温已降而脉不静，此为脉症不符，需观察病情变化，不可轻视。印老处方如下：

桂枝 6g	赤白芍 (各) 9g	生甘草 9g
厚朴 12g	杏仁 10g	桃仁 10g
生薏苡仁 30g	土鳖虫 10g	桑皮 15g
鱼腥草 30g	山豆根 10g	葶苈子 10g
黄芩 12g	生石膏 24g	

其中桂枝厚朴杏子汤下气平喘，桃仁、生薏苡仁、土鳖虫祛瘀排浊（脓、痰），鱼腥草、山豆根抗炎，桑皮、黄芩、生石膏清泻肺热，防热象再起，葶苈子泻肺除饮。全方既宣肺降气、化瘀除痰排浊，又消炎清热，适用于肺经有热，咳、痰、喘者。

经调理，病人病情有所改善。从此例可见，西医之肺炎，中医之肺热咳、痰、喘咳选用麻杏石甘汤，而咳喘伴有腹胀、便秘、热象减缓者，可予桂枝加厚朴杏子汤以宽胸下气，止咳除满。

印老批注（亲批影印）：

> 此例病人会诊两次便不见了……观察不了，后果为何，堪忧，特别是脉少胃气，一般效果较差。医生又不能跟病人走，人家不请会诊，便只有由他自便。

印老批注

此例病人会诊两次便不见了，……观察不了，后果为何，堪忧，特别是脉少胃气，一般效果较差。医生又不能跟病人走，人家不请会诊，便只有由他自便。

肾癌肺、骨转移病人会诊一例

【病例】患者曲某，男，71岁。会诊日期2000年3月23日。

此为肾癌，胸膜、肺、骨转移患者，请印老会诊解决难症，减轻痛苦。患者主要不适为周身乏力、身痛、腰痛、胸闷（胸腔积液间隔5~8天抽水一次，减轻压迫症状），大便干燥，5日未行，低热，体温37.2~37.4℃，纳差。舌质红、舌根苔黄，脉细。

【辨证】阴液不足，毒邪内盛，腑气不通。

【立法】养阴散结，解毒通腑。

【处方】

麦冬 15g	五味子 10g	西洋参 6g ^{（另煎）}
炙鳖甲 15g ^{（先下）}	川贝母 10g	天冬 15g
红花 10g	半枝莲 30g	土茯苓 30g
白茅根 30g	蜈蚣 2 条	白花蛇舌草 30g
玄参 15g	大黄 5g	生何首乌 30g
生牡蛎 30g ^{（先下）}		

服药后患者大便虽干，但1~2日可排便一次，右侧胸腔积液12日未抽，低热已除。现患者燥热、足凉、倦怠。印老3月30日为其开方，以前方加天花粉15g，瓜蒌仁15g，炒决明子30g，柏子仁15g，以生津、润肠、通便。

4月10日复诊时，患者主要症状为：腹胀痛，胸闷憋气。大便9日未下，烦躁、身热，嗜睡、呼之能醒、应答对题、判断力差。印老以牛黄承气汤为其开窍通便。药用：

安宫牛黄丸1粒，每日1次，川大黄10g泡水，芒硝 5g 分冲。

【跟师体会】癌症不同于其他病，印老对这类疾病本着治病救人的人道主义精神，依法用方，尽量为患者减轻痛苦，在这例患者身上我体会如下。

1. 印老先以生脉散、消瘰丸配合解毒通腑之品，一以扶正，"要治病，先留命"；一以祛邪，消积块，通腑泄浊。

2. 牛黄承气汤中大黄、芒硝通腑泻下，力图解决患者多日未排便的问题，加安宫牛黄清热醒神开窍，解决患者嗜睡问题。

3. 中医认为放疗及化疗药物属于热毒伤阴之品，很多肿瘤患者经过放化疗后，表现出阴虚燥热，且印老认为瘤体属于"癥积"，故印老常在主方的基础上，加用养阴散结之药味。

印老批注（亲批影印）：

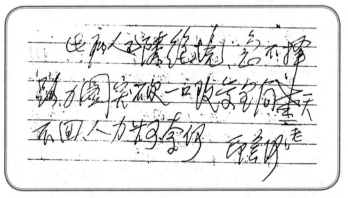

印老批注

此病人已臻绝境，急不择路，力图突破一口改变全局，苍天不回，人力其可奈何？

第二章　正确立法

一、除痰散结法

除痰散结法治疗甲状腺功能亢进症

甲状腺功能亢进症往往表现为心悸、汗出易急躁、恶热、消瘦、乏力、手抖、便多等症状。查体往往发现甲状腺肿大，或有血管杂音等。

【辨证】肝郁痰结。

【立法】除痰散结。

【处方】

生牡蛎 30g^(先下)	川贝母 10g	玄参 15g
夏枯草 15g	桔梗 10g	枳壳 10g
赤芍 30g	丹参 30g	海藻 15g
昆布 15g	海浮石 18g	柴胡 10g
猫爪草 15g	栀子 12g	豆豉 15g

其中生牡蛎、川贝母、玄参、夏枯草软坚散结（肿大之甲状腺在中医看来可考虑为"坚结"）。桔梗、枳壳、赤芍、丹参调气活血，其中桔梗还可以引诸药上达病所。海藻、昆布、海浮石也为软坚之品，为四海舒肝丸中之药。栀子、豆豉除烦解郁，改善心烦、急躁等症。猫爪草能化痰浊，消郁结，宜于痰火郁结之瘰疬痰核，对甲状腺肿大亦有治疗作用。

以上有领会不对处请老师指正！

印老批注（亲批影印）：

印老批注

然！

弟子二问

海藻、昆布、海浮石，用与不用疗效有差异吗？

印老批注（亲批影印）：

印老批注

现代认为含碘，缺碘有粗颈，中医认为除痰散结意有可通。我几十年一直在用，未见其弊。

除痰散结法治疗背部肿块

【病例】患者陈某，男，21 岁。初诊日期 1998 年 10 月 22 日。

患者数年来背部肿块不消，直径 4cm 大小、质软、无触痛。患者舌红、少苔、脉弦滑。

【辨证】痰气互结。

【立法】理气除痰散结。

【处方】

生牡蛎 30g（先下）　　川贝母 10g　　　　玄参 15g

海藻 15g　　　　　　海浮石 15g（先下）　夏枯草 15g

昆布 15g　　　黄药子 15g　　　炒白芥子 6g
全瓜蒌 30g　　广郁金 15g

患者背部肿块属于良性肿物，西医未最后确定是脂肪瘤还是其他问题，但患者数年来肿块无特殊变化，故推断非恶性。

方中消瘰丸加海藻、昆布、海浮石、夏枯草、黄药子皆属软坚、消凝结之品；全瓜蒌化痰；广郁金行气；炒研白芥子化皮里膜外之顽痰。故全方配用应有消坚结之功。

～弟子问～

印老之方给我以治病思路，以后见此类病症当从化痰散结理气消凝角度考虑。但不知印老亲治的患者中此类病症多不多，大概有几成患者坚持服药可以达到肿块缩小或消失的功效？请吾师指教。

印老批注（亲批影印）：

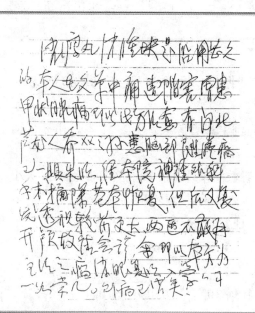

印老批注

消瘰丸消肿块是沿用甚久的，本人在"文革"中痛遭陷害，曾患甲状腺瘤，即以此方治愈。有河北芦龙人乔某之孙，患脑部良性肿瘤已一眼失明，经本院神经外科手术摘除基本恢复。但后又复发，且较前更大，西医不敢再开颅，故请会诊。余即以本方为主治之，瘤消，眼复明，入学学习，一如常儿。则瘤已消矣！

二、疏肝散结法

　　肝主疏泄，如果肝气条达，气血充和，经络通利则疾病不生。反之，肝失疏泄，气机不畅，经络不通则气、血、水运行失常故气结、血瘀、痰凝，日久便会形成坚结之积块，印老称之为肝经癥积。足厥阴肝经主支起于足大趾，上行经膝、大腿内侧绕阴器，至小腹，夹胃两旁，属肝，络胆，上贯膈，散布于胁肋，沿喉咙过腭向上进入鼻咽部，上行连接目系，出于额，与督脉会于头顶。故肝经癥积可见于阴器如前列腺增生；见于小腹如子宫肌瘤、卵巢囊肿；见于胸胁部如胸胁软骨炎、乳腺增生；见于颈部如颈淋巴结炎、结节性甲状腺肿等。另外，由于经脉之间有交接延伸，故癥积可出现在全身各处。然而，无论病在何处，其具备的共同特点是：属于良性的，可触及包块的病症。印教授提出的疏肝散结法即是以疏肝为前提，调畅气机，兼以理血、消痰、软坚最终达到结块消散的目的。

　　【疏肝散结方的适应证】本方可广泛用于身体各部位出现的良性包块性疾病。如：颈淋巴结炎及其他部位的淋巴结炎、结节性甲状腺肿、胸肋软骨炎、乳腺增生、子宫肌瘤、卵巢囊肿、宫外孕所致的盆腔包块、前列腺增生等。

　　【疏肝散结方的组成及特点】柴胡 10g，赤芍 30g，当归 15g，丹参 30g，生牡蛎 30g，川贝母 10g，玄参 15g，夏枯草 15g，海藻 15g，昆布 15g，海浮石 18g。

　　方中柴胡疏肝解郁，调畅气机并能引诸药入于肝经；赤芍、当归、丹参入肝经且活血行瘀，能消血结；生牡蛎、川贝母、玄参取消瘰丸软坚散结；更具特色的是方中应用多味印老常用的软坚散结之品，如夏枯草、海藻、昆布、海浮石,功效较消瘰丸又胜一筹。诸药合用,共奏理气、活血、清热、消痰、软坚、散结之功。

【疏肝散结方的加减法】对颈淋巴结炎、甲状腺肿等病位在上的疾病加桔梗 10g,以"载药上行";对胸肋软骨炎及乳腺增生者加蒲公英 30 克,以清热解毒;对子宫肌瘤、卵巢囊肿者加用泽兰 15g、茺蔚子 30g,以理血利水,也可加入牛膝 10g,既能活血调经,又能引药下行;对前列腺增生者加牛膝 10g,诸药合用散结消瘰,开利膀胱,通行小便。

疏肝散结法治疗脂肪瘤

【病例】患者李某,女,50 岁。初诊日期:1999 年11 月 25 日。

患者未能亲来就诊,其夫代述病情:患者 1992 年发现左乳外上象限局限性肿块,直径约 4cm,经查诊断脂肪瘤,行手术切除。1993 年又于左胸壁发现肿块,大小为 8cm×10cm×6cm 再次于四川医学院行手术治疗。1996 年又因胸壁脂肪瘤医院手术切除,包块直径10cm。今年就诊我院外科行手术治疗,术中见胸壁脂肪瘤 16cm×8cm×5cm,位于胸大肌、胸小肌深面。术后病理示"细胞增生活跃"。患者历经 4 次手术,脂肪瘤屡切屡长,为此特寻求中医治疗。除上述情况外患者无其他不适主诉。

【辨证】肝郁痰结。

【立法】疏肝散结。

【处方】

柴胡 10g	赤芍 30g	当归 15g
丹参 30g	蒲公英 30g	全瓜蒌 30g

川贝母 10g	生牡蛎 30g^(先下)	玄参 15g
海藻 15g	昆布 15g	海浮石 18g
夏枯草 15g	广郁金 15g	生薏仁 30g
土鳖虫 15g	水蛭 15g	桃仁 15g

【跟师体会】患者历经 4 次手术，手术间隔短则 1 年、多则 3 年，脂肪瘤增长迅速，切除时瘤体可达 16cm×8cm×5cm，说明西医治疗对抑制肿瘤增长无好办法。而患者不能耐受屡屡手术，故中医治疗具有特色，也很有价值。

印老将这类良性肿块统称为"肝性癥瘕"，其具备共同特点是：良性，可触及包块的病症。印老提出的疏肝散结法是以疏肝为前提，调畅气机，兼以理血、消痰、软坚最终达到结块消散的目的。

弟子问

此患者的丈夫说他们在四川也用过中药汤剂及成药，如百消丹等，但患者及家人体会是"越用活血药肿块长得越快"，印老对这种情况怎么看？

此疏肝散结方中也强调活血、配合理气、软坚散结、化湿之品。看来活血的药物是必用的。请吾师指教：对这类病应注意的问题、如用药宜忌等……

印老批注（亲批影印）：

印老批注

散结消块应该不会促进"积聚"发展，中医消肿块只有消和散，一般不用补法。

疏肝散结法治疗前列腺增生

前列腺增生为中老年男性的常见多发疾病，患者往往有尿流变细、排尿费力、尿后余沥不尽、尿频、小腹坠胀等不适，伴有前列腺炎者尚有尿急、尿痛等。

【辨证】肝郁痰结，瘀阻经络。

【立法】疏肝散结，化瘀通络。

【处方】

柴胡 10g	赤芍 30g	当归 15g
丹参 30g	生牡蛎 30g（先下）	玄参 15g
川贝母 10g	海藻 15g	昆布 15g
海浮石 18g	牛膝 10g	

肾精子 5 粒，装胶囊，首日服 1 次。

【跟师体会】方中柴胡、赤芍、当归、丹参入肝经，调气和血、以达疏肝之目的；生牡蛎、玄参、川贝母为消瘰丸，软坚散结；海藻、昆布、海浮石可加强软坚、散结、消块之功；牛膝引药下行，以达病所。

肝气郁结，疏泄不及可影响三焦水液的运行及气化，致使水道通调受阻，形成癃闭，从经脉循行看由于阴部为足厥阴肝经所过处，且前列腺增生属于中医"坚结"之疾，故印老以疏肝散结为治疗之大法可谓正中病机，得其要害。

肾精子解读：方中肾精子为要药，有其则效佳、无其则效减，一般内蒙牧区牛之膀胱中"结石"即为肾精子。一般可于第一天服用 5 粒，以后仅服汤药即可。（若药不紧缺时也可多用几次，每次 5 粒）服用时以胶囊等装吞，或桂元肉包吞，因其极小，若塞于牙缝中则影响疗效。此药偶见中药书里记载，材料说明不甚详细。多谓可利水通淋、现代药理如何？尚待研究。

印老批注（亲批影印）：

印老批注

肾精子透明，似非结石。

疏肝散结法治疗肝经癥积

【病例】患者侯某，女，46 岁。初诊日期 1999 年 12 月 13 日。

患者 1978 年检查发现肾囊肿，最大的直径 4.2cm。曾诊断乳腺纤维瘤，行手术切除 3 个。患右甲状腺囊实性病变，大小为 1.6cm×1.3cm，中间无回声区 0.3cm×0.4cm。妇科检查示：子宫大，右附件厚。盆腔 B 超示：盆腔异常回声，考虑畸胎瘤。观其舌脉：舌质淡红，舌苔少，脉弦细。

【辨证】肝郁痰结，瘀阻经络。

【立法】疏肝散结，化瘀通络。

【处方】

柴胡 10g	赤芍 30g	当归 15g
丹参 30g	生牡蛎 30g(先下)	牛膝 10g
三棱 9g	莪术 12g	炙鳖甲 30g(先下)
桃仁 15g	川贝 10g	玄参 15g
海浮石 18g(先下)	海藻 15g	昆布 15g
黄药子 15g	川芎 15g	

【跟师体会】在这位患者身上，从上到下有发生在甲状腺、乳腺、肾脏、盆腔的不同性质的占位病变，在

西医看来,上述疾病是分属于肾内科、妇科、外科的不同疾病。而印老抓主症独具慧眼,视这些病为"良性肿物",认为其属肝经癥积,由肝郁气滞、气血运行不畅、瘀血痰湿互相搏结久而形成坚积。治疗以疏肝散结方理血、消痰,此患者病灶较多,提示气滞血瘀程度较重,故以三棱、莪术行气活血。"冰冻三尺非一日之寒",以药除病也不能贪一日之功。

三、除痰降火法

除痰降火法治疗抑郁症

随着社会变革的出现,各种变化、工作节奏的加快,生活压力的加大等因素,目前精神疾病、心理异常的患者越来越多。抑郁症、焦虑症的患者多表现为情绪低落、压抑、易急躁、焦虑、多思、多疑、恐惧感、孤僻、不愿与人交往、失眠、思维异常、甚至厌世等,由于患者心理不健康也会带来躯体的诸多不适,如头晕、头痛、倦怠、纳呆……但无论症候多么复杂,印老常抓住主症区别治之。即以失眠多梦为主者,临床上属痰热郁结者宜除痰降火,用柴芩温胆汤加味治疗。药用:柴胡、黄芩、半夏、枳实(枳壳)、竹茹、制天南星、龙胆草、栀子、珍珠母、礞石、合欢皮、首乌藤、葛根、赤芍、钩藤、菊花等。若患者非痰火郁结,而属心神失养者往往是心气不足之虚象,睡眠无梦、或彻夜不眠等,当以天王补心丹加减治疗。药用柏子仁、炒枣仁、天冬、麦冬、当归、生地黄、远志、茯苓、沙参、党参、玄参、桔梗、五味子(朱砂多不用)。

因此在临床上遇到此类患者应大体将患者分为痰

火郁结的实证与心神失养的虚证两种，处以不同方药。柴芩温胆汤加味或礞石滚痰丸对痰火郁结造成的失眠、头痛、精神障碍有效；天王补心丹则对睡眠不佳，但梦不多或兼有其他精神障碍者有效。

印老批注（亲批影印）：

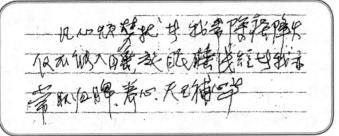

【病例一】患者张某，女，30岁。就诊日期1999年2月11日。

　　患者诉近7～8天不眠，不思饮食，情绪差，心烦多梦，大便干。多疑、无明显言语错乱表现。在诊室中时而哭泣，困倦欲倒。苔白腻，脉弦滑。

【辨证】痰火郁结。

【立法】除痰降火。

【处方】

柴胡 10g	半夏 15g	黄芩 15g
青皮 10g	枳壳 10g	制天南星 6g
竹茹 12g	龙胆草 10g	栀子 10g
全瓜蒌 30g	礞石 30g (先下)	珍珠母 30g (先下)
川大黄 5g	葛根 30g	天冬 15g
炒决明子 30g		

【跟师体会】方中以柴胡、黄芩、龙胆草、栀子清泻肝胆郁火以安心神；半夏、竹茹、制天南星清降痰热；青皮、枳壳降气以除痰火；合欢皮、首乌藤安神利眠。珍

珠母、礞石重镇安神、沉潜肝阳。川大黄、天冬、全瓜蒌、决明子通腑泻热。

痰火郁结可导致失眠多梦、头痛昏胀、烦躁易怒，也可以表现为惊恐、狂乱、大便干结，说明热无出处、痰火易结于内。以上方降火除痰正对病机。印老对于暴怒、烦躁等痰火郁结较重之象，更注重通腑泻热，常以川大黄、瓜蒌等配入方中，再兼以天冬、炒决明子等既清肝又通便。

此患者临床表现较一般失眠多梦者重，故印老用除痰降火方加用川大黄、瓜蒌、天冬、炒决明子等，希望热自大便而出，给邪出路，邪去神安。痰火一除，诸症自愈。印老讲川大黄、瓜蒌、天冬、炒决明子泻热通便，若便仍干则再调药。泻火即非泻下无度，通便即可。

【病例二】患者陈某，男，37 岁。初诊日期 2000 年 1 月 13 日。

患者家属代诉病情：此患者已经西医确诊为抑郁症。自觉头痛，颈部麻木发硬，平素精神压力大，自责，情绪低落，有时甚至不能思维，不愿意上班，不与他人交流、少言寡语。有时词不达意、对事物无兴趣。眠差、多梦。大便 2~3 日一行。

触之手掌灼热，脉滑数，苔白。

【辨证】痰火郁结。

【立法】除痰降火。

【处方】

柴胡 10g	半夏 15g	黄芩 15g
青皮 10g	枳壳 10g	制天南星 6g
竹茹 12g	川大黄 5g(后下)	栀子 10g
礞石 30g(先下)	龙胆草 10g	珍珠母 30g(先下)
合欢皮 15g	首乌藤 30g	葛根 30g
白蒺藜 15g	钩藤 30g	

1 月 20 日二诊。

患者诉服药后颈部麻木发硬感减轻，头部舒服些，情绪有所好转。睡眠差、不解乏，梦多，大便又两日未行，余同前。舌红、苔少，脉滑数、掌烫。印老处方如下：

川大黄 5g（后下）　　黄芩 15g　　　　木香 6g

礞石 30g（先下）　　珍珠母 30g（先下）　栀子 10g

龙胆草 10g　　　　豆豉 15g　　　　黄连 6g

莲子肉 3g　　　　木通 10g　　　　合欢皮 15g

首乌藤 30g　　　　牡丹皮 15g　　　赤芍 30g

丹参 30g

【跟师体会】

　　1. 第一方为柴芩温胆汤加味，以除痰降火、镇静安神为主，第二方为礞石滚痰丸加味，以泻火除痰、清上焦火热兼以理血除烦之品。柴胡、黄芩、栀子、龙胆草、清肝降火；青皮、枳壳行气以去痰热；半夏、竹茹、石菖蒲、远志、天竺黄、制天南星除痰开窍；珍珠母、礞石除痰镇肝。

　　2. 遇精神、神经方面的问题，无论患者是狂躁还是抑郁，若有失眠、多梦等症则要抓住"痰火"的问题，痰火郁结，症见失眠乱梦，头脑晕涨而痛，心烦易怒，白天困倦思眠但不能睡，晚间精神倍增而无睡意，多愁善感，大便干结，舌苔白腻或黄腻，舌质红，脉弦滑或数，先用柴芩温胆汤；若患者痰火较甚或已痰火狂乱，症见烦躁易怒，渐转惊恐狂乱，不避亲疏，大便干结，舌红，苔黄腻，脉弦数有力，则选礞石滚痰丸加味。既除痰降火又泻热通便，大便通则火热之邪有出路。

印老批注（亲批影印）：

印老批注

"百病多因痰作祟，顽病怪症力能匡"，这是滚痰丸的方歌，对气结生痰、痰热化火是常用效方，只要大便不稀便可用之，治癫狂者多有效。

除痰降火法治疗失眠多梦

门诊遇一患者失眠多梦急躁易怒、大便偏干，时有心悸、头晕、乏力，自觉注意力不集中、记忆力减退等。虽症候颇多，但究其原因以失眠多梦为主，若能使其睡眠改善其余症状可迎刃而解。

【辨证】痰火郁结，热扰心神。

【立法】除痰降火，安神利眠。

【处方】

柴胡 10g	半夏 12g	黄芩 12g
青皮 10g	枳壳 10g	制天南星 6g
竹茹 12g	龙胆草 10g	栀子 10g
珍珠母 30g（先下）	礞石 30g（先下）	合欢皮 15g
首乌藤 30g	葛根 30g	

【跟师体会】方中以柴胡、黄芩、龙胆草、栀子清泻肝胆郁火以安心神；半夏、竹茹、制天南星清降痰热；

青皮、枳壳降气以除痰火；合欢皮、首乌藤安神利眠。珍珠母、礞石重镇安神、沉潜肝阳。葛根一味以现代药理研究看可以扩张冠脉血管和脑血管，增加冠脉和脑血流量，降低心肌耗氧量，从而对睡眠的改善起到辅助作用，这也是印老发煌古意、融汇新知思想的一点体现。

此方为印老治痰火郁结不寐之效方，集除痰、降火、解郁、达肝、镇心安神、养脑之功为一体。

印老用此方时遇头痛以胀痛、实痛为特点者，加白蒺藜、钩藤；伴有高血压者可再加夏枯草；年老兼肝肾不足者加桑椹子、枸杞子等；胸中懊恼、情志失调者加栀子、淡豆豉、薄荷。

印老批注（亲批影印）：

> "治病必求于本"，痰火郁结头本在肝气郁化火，火蒸湿成痰（无形）成实归腑，肝之腑胆也，故本病治疗乃从胆治，实之为此。可合礞石滚痰丸。分析方药没注重全局，不能以单味药论全方，更不能指鹿为马。本方以小柴胡为基础去参草大枣。因病在腑也，且腑以通为顺。若着眼于心则应重补虚，顾脏腑表里宜详参之。

印老批注

"治病必求于本"，痰火郁结头本在肝气郁化火，火蒸湿成痰（无形）成实归腑。肝之腑胆也，故本病治疗乃从胆治，实之为此。可合礞石滚痰丸。分析方药没注重全局，不能以单味药论全方，更不能指鹿为马。本方以小柴胡为基础去参草大枣。因病在腑也，且腑以通为顺。若着眼于心则应重补虚，顾脏腑表里宜详参之。

第三章　同病异治

一、胃痛

健胃制酸法，治疗胃酸过多胃痛

印老认为胃脘痛属于胃酸多者法宜健胃制酸。

【主症】胃脘痛且有烧灼感，反酸，或胃中嘈杂，进酸甜食物后尤甚，一些患者兼见心烦易怒，口苦便干等热象，舌红苔黄，脉弦。

【病机分析】古有"肝经郁火吐吞酸"，印老认为肝火内郁、胃酸过多是本病主要病机，肝火内郁见心烦易怒，口苦便干，胃酸过多见胃脘烧灼、嘈杂，舌红苔黄，脉弦为一派肝火内蕴之象。

【处方】大柴胡汤加减。

柴胡、半夏、黄芩、赤芍、枳壳、熟大黄、煅瓦楞、煅牡蛎、吴茱萸、黄连等。

随证加减：对于烧心明显、口苦者，印老配用左金丸中吴茱萸、黄连。一般为吴茱萸3g，黄连6g，辛开苦降。黄连苦以清火、吴茱萸辛以散郁，郁散则火随之得泄。对于肝胃郁热之反酸较佳。

对于以热为主者用赤芍30g，既要清热又要护阴者用赤芍、白芍各15g。

对于伴有肝炎者加蒲公英、虎杖等清热解毒。

对于恶心、食少有湿者加陈皮、竹茹、生姜，以健脾开胃止呕降逆。

　　【跟师体会】大柴胡汤为里热较甚结于胃中者而用，"胃酸多"属于胃热、胃火较盛。柴胡、黄芩之苦折减里热；芍药之酸苦涌泄而扶阴；半夏之辛以散热开结并能降逆气；枳壳苦、微寒，又入脾胃经能行气宽中除胀，诸药合用切中病机——热逆。

　　印老对于大便不干者配以少量熟大黄，意在配合其他药清热而制酸，并不致泻。选用煅瓦楞、煅牡蛎是取其制胃酸止胃痛之功。

印老批注（亲批影印）：

芍酸毛人为的，不可为法！

印老批注
　　芍药之酸是人为的，不可为法！

益胃养阴法，治疗胃酸过少胃痛

　　印老认为胃脘痛、胃酸少者属于胃阴不足，法宜益胃养阴。

　　【主症】胃脘隐隐作痛、胃酸少、食后还饱，得甜、酸食物后则舒，可兼见口干舌燥但不多饮，舌苔少而乏津，脉细。

　　【病机分析】从西医角度讲，胃酸少，故不能消化食物，中医认为胃阴不足，胃不能腐熟水谷故食后饱胀，另外由于津液不能敷布而口干，下则肠燥便秘，苔少乏津、脉细，为一派阴伤之象。

　　【处方】益胃汤加减。

　　沙参、麦冬、石斛、玉竹、黄精、赤白芍、川贝母、玄参、当归、枇杷叶、芦根等。

随证加减：芦根、枇杷叶常配于方中加强生津之功；胃脘痛甚则加川楝子、延胡索理气止痛；重度肠上皮化者加生牡蛎，加强软坚散结之功。

【跟师体会】此方功善养阴生津而益胃，印老所用石斛、黄精、白芍养胃益阴，此外白芍缓急止痛。黄精既补中益气又滋养柔润，补虚而不燥、滋养而不腻。

川贝母、玄参、当归配用可以软坚散结，此处用以克服某些慢性萎缩性胃炎伴肠上皮化生，或非典型增生者一部分患者将要癌变之事——有"上工治未病"之意。另外，三药之性也为滋润养阴之品，与前面诸药配用更助功力。

印老批注

黛蛤散用以清热解毒生津润燥。文蛤海产可有散结软坚之功。

印老批注（亲批影印）：

黛蛤散用以清热解毒生津润燥，文蛤海产可有散结软坚之功。

二、失眠

补肾宁心法治疗失眠

【病例】患者程某，女，41 岁。初诊日期 1999 年 2 月 14 日。

患者遇睡眠时间改变或情绪变化则失眠，有时可睡 3～4 小时，甚则彻夜难眠。故自觉头痛、头涨。大便 1～2 日一行。舌苔白、脉细。

既往：月经不调，曾闭经数月。有甲状腺功能低下病史。

【立法】补益心肾。

【处方】

淫羊藿 10g	仙茅 10g	巴戟天 10g
沙苑子 10g	菟丝子 15g	覆盆子 10g
枸杞子 12g	五味子 10g	鹿角霜 15g
桑椹 30g	炒枣仁 15g	紫河车粉 3g ^(分吞)

琥珀粉 3g ^(胶囊装吞服)

【跟师体会】此方补肾精、安心神，在解决闭经及甲状腺功能低下症这一主要矛盾的同时，加用炒枣仁、琥珀粉以利眠。可谓病、症兼顾。

临床上失眠的患者较多见，原因及症状繁杂，临症时应抓住主要矛盾，实则泻之，虚则补之，可谓治病求本。印老认为更年期期间发生失眠者可以本方加减。汉·张仲景在《伤寒论·辨少阴病脉证并治》篇中曰："少阴病，……心中烦，不得卧，黄连阿胶汤主之。"少阴病热化伤阴后的阴虚火旺证引起的失眠可用黄连阿胶鸡子黄汤清热养阴以治之；天王补心丹以补为主；而归脾汤及柏子养心丸以养心为主。

养心益气法治疗失眠

失眠一证临床常见，病因也很多。对于一些患者失眠兼有虚象，印老以益气补血、养心安神法调治，多用养心汤加减。

【病例】患者韩某，男，45 岁。初诊日期 1999 年 2 月 25 日。

患者平素血压偏低，血糖时而偏低。疲劳过度则眠差、多梦、易急。脉细，苔薄黄。

【辨证】心气不足。

【立法】养心益气。

【处方】

柏子仁 12g	炙甘草 10g	黄芪 30g
乌梢蛇 30g	党参 15g	茯苓 15g
川芎 15g	当归 15g	半夏 10g
炒枣仁 30g	远志 6g	五味子 10g
桑椹 30g	首乌藤 30g	肉桂 2g

【跟师体会】该患者虽有多梦、易急，但当与痰火郁结证相区别。印老处方为养心安神和益气补血之品组成。黄芪、党参、茯苓、甘草健脾益气；桑椹、五味子、炒枣仁滋阴补血、养心安神；柏子仁、远志、首乌藤宁心安神利眠。诸药合用而补气益血，改善睡眠。

治失眠只要抓住主症，当泻火除痰者则祛其"实"，当补气养血者则补其"虚"，因人制宜，使立法及用药适合身体的状况。至于是否一用药则失眠即愈，则每人情况有别、因人而异，只要方子的路子对，可以继续服用主方（效不更方），在此基础上灵活加减药物。

三、精神分裂

调肝理脾法调理精神分裂

【病例】王某，女，35岁。

患者有精神分裂病史10年，其弟弟及叔叔均有精神方面疾病。多次由其父、母、丈夫伴诊，患者自诉上街时有恐惧感，故久闭门户而不出。强迫症状明显，常有不自主的肢体活动，或刻板地重复数次同样的动作等，且时有幻觉。对其丈夫有恐惧心理而久居其母处。患者失眠或多梦、情志不遂，于月经期常常不能自控，发火、生气。晚间不能入睡，故白日贪床不起，不能正常上班。舌质红，舌苔白腻，脉弦滑。

1998年7月13日至1998年8月10日就诊四次，印老均以柴芩温胆汤为基础加减治疗。

柴胡 10g	半夏 12g	黄芩 12g
青皮 10g	枳壳 10g	制天南星 6g
竹茹 12g	龙胆草 10g	合欢皮 15g
首乌藤 30g	葛根 30g	石菖蒲 10g
远志 6g	钩藤 30g	天麻 10g
白蒺藜 15g		

9月3日来诊患者自诉诸症皆好转，睡眠好、梦不多、情绪好、恐惧感消失、可以自由上街等。其家人也颇觉欣喜。因病情好转，且年已35岁，准备怀孕生子。故予逍遥散加减调理。

柴胡 10g	赤芍 24g	当归 15g	丹参 24g
白术 15g	茯苓 15g	半夏 12g	黄芩 12g
枳壳 10g	竹茹 12g	泽兰 15g	茺蔚子 30g

【跟师体会】

1. 对于精神分裂症，西医多以镇静为法，多数患者服药后出现神思恍惚、肥胖等不良反应，用久伤肝碍胃，且停药后则病情反复。印老以柴芩温胆汤加减所得除痰降火方，为印老50余年经验所得之效方，对痰火郁结之精神病患者的治疗较有优势。

2. 在控制了精神分裂症的病情后，有些患者仍有部分生活不能自理，且生活质量也不能与常人相同。印老处此方以调肝理脾为法，既对稳定病情有利，又可以调经，为怀孕作准备，可谓一举两得。

印老批注

病人发病与经期有关，不论何种表现均应舒肝理血，逍遥散为最常用方。若有腹痛，可加桃红。此病本为抑郁而起，舒肝更不可缺。喜怒忧思悲恐惊，皆情郁之因。故不论其恐惧为主，概以舒肝理气为法。失眠、乱梦明显皆可除痰不论温胆或礞石类药，其作用主为除痰，而实际即可镇静安眠。古人对此等问题甚少引伸，而今日科学甚明，即可顺藤摸瓜而出矣！古人经验，宜活学而深悟之。

印老批注（亲批影印）：

下痰通便法治疗精神分裂

精神分裂症患者大多为"痰火郁结"于内，印老以除痰降火方治愈众多患者。

【病例】患者钱某，女，26岁。

西医确诊为精神分裂症。经用除痰降火剂7付之后感觉较以前好转，目前仍多梦易醒、头重、乏力、掌烫，大便素来干燥，2～3日1行，舌红薄黄，脉滑。

【立法】下痰通便。

【处方】

礞石30g(先下)　川大黄6g(后下)　黄芩12g

木香6g　炒决明子30g　瓜蒌仁15g

竹茹12g　夏枯草15g

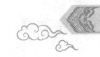

【跟师体会】方中礞石荡涤痰浊；川大黄通便泻火；配合黄芩加强泻火、清内热之功，且肺与大肠相表里，清肺以利通便；木香、炒决明子、瓜蒌仁皆为理气润肠通便之品；竹茹清化痰热，夏枯草清肝理气。诸药合用使痰得除、便能通、热得泻。浊气下降，则诸气能升，脑窍方能清灵。

弟子一问

礞石最大可用多少量？加量作用与30g有差异吗？

印老批注（亲批影印）：

> 礞石一般人不敢用取
> 其镇静作30g足矣，太多不一定效好。

印老一批

礞石一般人不敢用，取其镇静有30g足矣！太多不一定效好。

弟子二问

若患者服药则便通，停药则便秘，川大黄可以常用吗？

印老批注（亲批影印）：

> 凡有大便干即可用，大便肠垢，亦可用
> 之，因肠垢亦大肠实症也，纯便肠垢常
> 为大实之症

印老二批

凡有大便干，即可用，大便肠垢，亦可用之，因肠垢亦大肠实症也。纯便肠垢常为大实之症。

弟子三问

如服药后病情得到控制，还应用除痰降火剂以巩固疗效吗？

印老批注（亲批影印）：

否！症状消除，不应续服！

四、水肿

下气利水法治疗水肿

【病例】患者王某，男，72 岁。初诊日期 1999 年 6 月 24 日。

患者自 1997 年以来常有下肢或眼睑浮肿，曾住院系统检查，出院时疑诊"下肢静脉炎"。平素每日服用 1 片氢氯噻嗪，大便调。无恶寒、发热。舌红，苔黄腻，脉细。

【辨证】气滞水停。

【立法】下气利水。

【处方】

青陈皮^(各) 9g	大腹皮子^(各) 15g	桑白皮 15g
五加皮 9g	生薏苡仁 30g	车前子 12g
冬瓜皮 30g	炒莱菔子 15g	茯苓 15g
泽泻 15g	生姜皮 3g	蒲黄 10g
泽兰 15g	红花 9g	丹参 30g
赤芍 30g	葛根 30g	

【跟师体会】方中以青皮、陈皮、大腹皮、桑白皮、五加皮、生姜皮七种皮祛除"皮水"。其中五加皮，《本草备要》曰："辛顺气而化痰，苦坚骨而益精，温祛风而胜湿……肾得其养，则妄水去而骨壮……"另外，薏苡仁、茯苓、泽泻健脾利水；大腹皮、炒莱菔子、车前子下气利水；

泽兰行气利水；加红花、丹参、赤芍、蒲黄取"血行气畅，方可使水液运行通畅"之意。印老对皮水之症取五皮饮之意加健脾、下气、利水、活血之品共奏其效。

印老批注（亲批影印）：

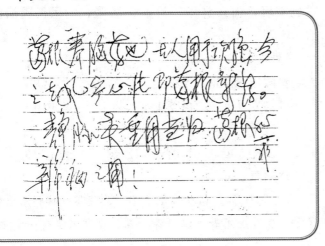

印老批注

葛根养脑药也，古人用于项强，今之祛风宁心片，即葛根新药。静脉炎重用当归，葛根就辨病之用！

祛湿利水法治疗水肿

【病例】患者王某，女，70 岁。初诊日期 2000 年 2 月 17 日。

近期眼睑肿、腿肿，自觉尿少、尿频，夜尿 5 或 6 次；另外，腹胀、纳少、心悸、咳嗽、轻喘、动则气短，眠差。舌苔黄，脉细数。曾行尿常规检验无异常，余未查；既往有高血压病史，脑血栓病史 1 年。

观患者精神不振，眼睑及下肢肿，面色不华。

【处方】

大腹皮子^(各)15g　茯苓 15g　　　五加皮 9g

桑白皮 15g　　　车前子 12g^(包)　青陈皮^(各)6g

杏仁 12g　　　　夏枯草 15g　　　青葙子 15g

川续断 10g	杜仲 10g	生薏苡仁 30g
炒枣仁 30g	桑椹 30g	合欢皮 15g
五味子 10g		

2月28日二诊。

患者诉服药后大便每天4次左右，浮肿减轻，咳喘也减轻，血压尚稳。目前仍腹胀、纳呆、厌油腻，情志不调。

【处方】

青陈皮^(各)6g	大腹皮子^(各)15g	桑白皮 15g
五加皮 9g	茯苓 15g	葱白 15g
豆豉 15g	杏仁 10g	生薏苡仁 30g
冬瓜皮 30g	车前子 12g^(包)	滑石 15g^(包)
夏枯草 15g		

【跟师体会】药房暂无茯苓皮，茯苓健脾利水消肿，代之。生姜皮患者可以自备。五加皮利水且有一定强心功能。集五皮于一方，畅利三焦，理气行滞，祛湿利水，善行皮肤肌腠间水湿，故方名"五皮"，合用健脾开肺，使得气行水散、肿胀消退。

五、腹泻

温中止泻法治疗腹泻

【病例】患者张某，女，25岁。初诊日期1999年10月11日。

患者因反复腹泻经西医治疗效果不佳，故前来试以中医治疗。经4次调方仍有腹泻，印老即换用真人养脏汤，服后腹泻止，故将患者就诊过程简记如下：

一诊：1999年10月11日。

患者因腹泻反复发作服用多种西药后，自觉胃脘疼痛。无恶心、呕吐；烧灼、烧心。舌红、苔少，脉细。

【处方】

柴胡 10g	赤芍 30g	当归 15g
丹参 30g	川芎 15g	广郁金 15g
川楝子 15g	红花 9g	生薏苡仁 30g
木瓜 15g	降香 10g	香附 15g
苏木 10g		

二诊：1999 年 10 月 21 日。

追问病史，今年 4 月患者曾有菌痢（便检见少数红细胞），黏液脓血便月余。此后常易腹胀腹痛，大便时偶有黏液，每日 1~2 行。舌脉同前。

【处方】清理肠道方加减：

黄芩 15g	赤芍 30g	生薏苡仁 30g
木香 6g	黄连 6g	冬瓜子 30g$^{(打)}$
马齿苋 30g	败酱草 30g	

三诊：1999 年 10 月 28 日。

患者大便无黏液，但不爽，余可。舌红、少苔、脉细。

【处方】

黄芩 12g	赤白芍$^{(各)}$15g	桃仁 15g
生薏苡仁 30g	冬瓜子 30g$^{(打)}$	马齿苋 30g
败酱草 30g	诃子 15g	黄连 6g
白术 15g	吴茱萸 3g	焦三仙$^{(各)}$6g

四诊：1999 年 11 月 4 日。

患者腹痛偶作，大便 1~2 日一行，无黏冻等，肛门有坠胀感。舌红、苔少、脉细，触之掌热。

【处方】

赤芍 30g	黄芩 15g	桃仁 15g
生薏苡仁 30g	牡丹皮 15g	冬瓜子 30g$^{(打)}$
马齿苋 30g	败酱草 30g	诃子肉 15g

黄连 6g　　　广木香 6g　　　　　焦三仙 ^(各) 6g

槟榔 15g　　　炒莱菔子 15g

五诊：1999 年 11 月 18 日。

患者诉近期大便不成形，每日 1~4 行，右下腹时有疼痛。舌脉同前。考虑患者病程较久，应用上述方药后仍有腹泻。

【处方】真人养脏汤加减。

诃子肉 15g　　　炙粟壳 10g　　肉豆蔻 10g

当归 15g　　　肉桂 3g　　广木香 6g

白术 15g　　　赤芍 30g　　党参 15g

炙甘草 10g　　　黄连 6g　　灶心土 120g ^(煎汤代水)

六诊：1999 年 11 月 25 日。

患者上方后大便偏干、成形，1 或 2 日一行，无腹痛、时有胀气。印老以上方加炮生姜 6g，炒莱菔子 15g 调理。

【跟师体会】罗谦甫《真人养脏汤》。方中罂粟壳涩肠固脱而止泻，李时珍谓其能"止泄痢，固脱肛"（《本草纲目》）；肉豆蔻、诃子涩肠止泻；且肉豆蔻合肉桂温中祛寒；木香芳香醒脾，行气止痛；当归、白芍养血和血；人参或党参、白术、甘草甘温益气，健脾补中；全方诸药相合，共奏调补气血、温中祛寒的收涩之功。对于久痢不止、脱肛坠下、脾胃虚弱者可用。

真人养脏诃粟壳，肉蔻当归桂木香。

术芍参甘为涩剂，脱肛久痢早煎尝。

真人养脏汤的主症为：泻下日久、中焦虚寒。虽为固涩之法，但不会"闭门留寇"。腹泻当以"通因通用"排出毒浊者，断不能用养脏汤。

患者虽不似真正的"养脏汤"症那么重，但应用其他方剂效不著，又确属泻下日久，印老抓住该患者之主症，恰当应用养脏汤腹泻即止，取效显著。

印老批注（亲批影印）：

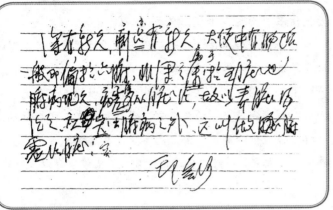

健脾益胃法治疗腹泻

【病例】患者郝某，女，43岁。初诊日期1999年9月13日。

患者情志不遂、胸闷、气短，多次查EKG无异常。平素常有胃脘不适，无胃痛、反酸、烧心。偶有嗳气，纳呆食少、易发生腹泻。由于消化吸收不良故贫血，血红蛋白9g/L。常感疲乏、思睡。舌质淡红，舌苔少，脉细。

【辨证】脾胃虚弱。

【立法】健脾益胃。

【处方】香砂理中汤加减。

广木香6g	砂仁6g	炮姜6g
焦白术15g	炒党参15g	炙甘草10g
煅牡蛎30g^(先下)	诃子肉15g	生姜5g
大枣5g	焦三仙^(各)6g	

【跟师体会】

1.印老认为患者有诸多不适主诉，但治疗上应抓住主要矛盾，该患者主症为"脾胃虚弱之纳差、腹泻"，因此治疗上应把调理胃肠放在首要位置上，抓主症时既不要被诸多"杂症"干扰，又要准确。

2. 患者胃脘不适，通过问诊可以除外胃酸过多及胃酸过少等症。上方集开胃运脾、调中止泻于一身，正和病情。

3. 此人腹泻不甚，故以理中汤加煅牡蛎、诃子肉应有疗效。对腹泻较重、经久不愈，属脾肾虚者，印老往往以四神汤合理中汤调理。若久泻不止，甚至脱肛者可用真人养脏汤。总之，对症候轻者以轻取之，症候重者以重对待。

印老批注（亲批影印）：

印老批注

然！

六、头痛

舒挛调肝法治疗头痛

【病例】患者张某，女，29岁。初诊日期2000年3月13日。

患者头痛反复发作10年，初起为左太阳穴处疼痛，现以两侧头痛或巅顶痛为主，情志差时痛重，甚则呕吐，大便每日1~3行、偏稀。月经正常。苔白，脉弦细。

【处方】清空膏加减。

赤白芍(各)30g　生甘草15g　生薏苡仁30g
木瓜15g　　　鸡血藤30g　珍珠母30g(先下)
白蒺藜15g　　钩藤30g　　天麻10g

柴胡 10g　　川芎 15g　　黄芩 12g

羌活 10g　　防风 10g　　葛根 30g

夏枯草 15g

　　患者 3 月 20 日来诊时头晕、头痛均有好转，虽有疼痛但程度减轻。大便仍稀，每日 1 行。近日无呕吐。苔白、脉细。印老以前方加藁本 10g，白芷 6g，干姜 6g，继服 7 付。

　　【跟师体会】头是诸阳交会之处，故称作"清空之处"，清空膏以治少阳头痛为主，重在病侧。方中川芎总治一切头痛；羌活治足太阳膀胱经头痛；柴胡治足少阳胆经头痛；黄芩清肝利热、治巅顶厥阴肝经疼痛；白芍、甘草、薏苡仁、木瓜缓急舒挛止痛；鸡血藤、珍珠母、白蒺藜、钩藤、天麻等清肝、理血、定风止痛（现代医学观点认为有镇静之功）；葛根止头痛；夏枯草"消障碍"。第二方中加干姜、白芷、藁本，因患者大便稀泻，加干姜调理胃肠，白芷、藁本对头痛治疗有帮助。

　　印老批注（亲批影印）：

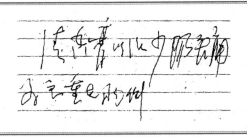

印老批注

　　清空膏以治少阳头痛为主重在病侧。

清肝泻火法治疗头痛

【病例】患者许某，女，29岁。

患者诉头痛常作，有咽干、牙龈肿痛等症状。大便干燥，唇干。舌红、少苔，脉细。

【辨证】肝火上炎。

【立法】清泻肝火。

【处方】泻青丸加减。

龙胆草 10g	栀子 10g	川大黄 6g
羌活 10g	防风 10g	川芎 15g
当归 15g	炒决明子 30g	天冬 15g
生何首乌 30g。		

【方解】印老认为患者虽有牙龈肿痛、便干之阳明热症，但头痛不能用胃热解释，而往往为肝火上炎而致，故以清肝火为主。然川大黄通腑以泻热，清泻一切火热，包括阳明之热。泻青丸较其他泻火清热剂更恰当。

【跟师体会】方中龙胆草、栀子清泻肝火；羌活、防风为升散之药，取"火郁发之"之意；川芎、当归理血止头痛；川大黄、天冬、生何首乌、炒决明子共奏通腑泻下之作用，既解决便秘之症，又给热邪以出路。全方清肝泻火，平息诸症。

龙胆泻肝丸清泻肝火，又兼祛肝胆经之湿热，为苦寒清利之方；而泻青丸泄火之力较弱，并能疏散肝胆郁火，宜于肝火内郁证，为"火郁发之"之剂。

泻黄散主要清泻阳明胃热，药物配伍清泻与升散并用，兼以醒脾和中，主治脾胃伏火、气热上冲证，对胃热、口腔溃疡用之较好，而此患者无溃疡、有头痛，故不选此方。

防风通圣丸为表里双解之剂，配伍集汗、下、清、补于一方，分消表里邪热，兼顾气血，祛邪而不伤正，往往用于表寒里热、便干头痛等诸症。

补虚散寒法治疗头痛

【病例】患者张某，女，31岁。

间断出现头痛20年，以巅顶及前额疼痛为主，无呕吐、视物旋转、耳鸣。头痛以涨痛为主，受凉或风吹后易诱发，平素怕冷，睡眠多梦，纳食及二便正常。BP：105/65mmHg，西医检查无异常，诊为神经性头痛。面色不华，触之手凉。舌淡苔白，脉细。

【辨证】阳虚寒滞。

【立法】补虚散寒。

【处方】

吴茱萸15g　党参15g　生姜6g^{（自备）}　大枣5枚

【跟师体会】巅顶痛为肝经所过之部位，临床上肝阳上亢、肝火上扰头痛者为多，而寒症较少。此病人属寒证，因其平素怕冷、肢凉，且头痛遇受凉及吹风更甚，脉细苔白，皆为寒象。属厥阴头痛之吴茱萸汤诸症。

吴茱萸为汤中主药，故印老用15g，取其味辛，性热，能温散寒邪。

弟子问

张仲景方中用吴茱萸一钱，人参一钱（或党参三钱），大枣3枚，生姜五钱，其方中吴茱萸的用量相当于现代用量的3g，临床上印老经验中3g是否觉用量不足，用15g效佳？请吾师指教。

此病人头痛近20年，以前所讲的吴茱萸汤散寒治头痛多为感寒后新发之头痛，若病程持久者单用此方即可，还是另需配合其他药物？请吾师指教。

印老批注（亲批影印）：

印老批注

吴茱萸治厥阴头痛，巅顶之上惟风可到，是厥阴头痛也。这种无阳性指标之头痛非风即气，寒是明显的现象，故以吴茱萸汤温之补之。余曾治过一妇女，每七天头顶痛一次，常在夜间发作。用此方一药而愈，可见本方的疗效。吴茱萸用3g，若是用于左金丸中，左金用吴萸配黄连，黄连是吴萸的6倍，不同于吴茱萸汤，吴萸若用3g则黄连即用18g，用18g黄连我未之见也。胶柱鼓瑟（生搬硬套）不可以为医也。戒之，戒之。

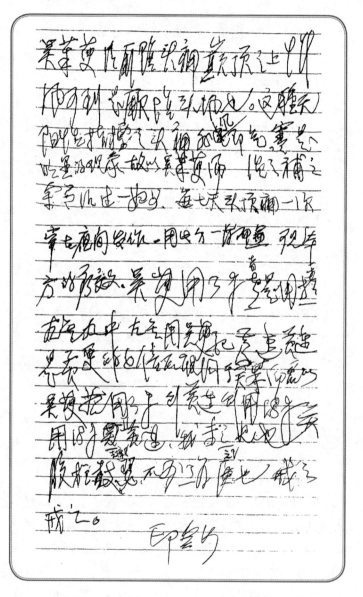

方剂是医理及药理的完美结合，是实现中医辨证论治体系的载体。印教授临床上力求组方、配伍与病机丝丝入扣，体现中医药治疗的特色和优势。他既擅长运用经方，又常根据病人的体质、长幼、四时、地域等差异及病情的动态变化灵活选方、加减用药，做到"师其法而不泥其方。"如本章选取的大定风珠加减治疗脑炎后遗症，抵当汤加减治疗癫痫，黄连解毒汤治疗舌肿胀……既体现了印老对经方精髓的理解与运用，又可以看到他灵活加减、变通对经方的传承与发扬。印老善抓主症，学验俱丰，辨证与辨病结合，创立疗效甚佳的38首"抓主症"方（见印教授主编的《中医内科新论》），愈人无数。

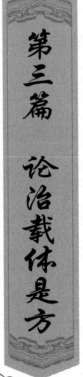

第三篇 论治载体是方

印会河 理法方药带教录

清震汤合益气聪明汤治疗脑鸣

【病例】患者仇某，女，43岁。初诊日期1999年5月24日。

患者半年来反复出现巅顶痛，伴脑鸣，无视物旋转，近期睡眠不佳。既往有耳膜穿孔（左耳），左耳听力下降。舌质红，苔白，脉弦细。

【辨证】清阳不升，痰浊内扰。

【立法】升清降浊，除痰泄热。

【处方】清震汤合益气聪明汤。

柴胡 10g	苍耳子 15g	蔓荆子 15g
黄柏 15g	黄芪 30g	葛根 30g
党参 15g	赤芍 15g	白芍 15g
炙甘草 10g	磁石 15g [先下]	珍珠母 30g [先下]
蝉蜕 15g		

【跟师体会】清震汤（刘河间方）

清震汤治雷头风，升麻苍术两般充。

荷叶一枚升胃气，邪从上散不传中。

益气聪明汤（李东垣方）

益气聪明汤蔓荆，升葛参芪黄柏并。

再加芍药炙甘草，耳聋目障服之清。

"雷头风"起病快，有如雷霆般的迅速，部分患者自觉脑中鸣响。大多由于风热外攻、痰火内郁而引起。清震汤方中升麻既能升清气，又能解百毒；苍术能燥湿健脾，发汗解肌，再加上荷叶升胃中清气，引辛温升散的药物上行而发散，并保护胃气，使邪不传里。诸药合用对调和气血，镇静止痛有益。方中套入益气聪明汤，党参、黄芪、炙甘草益气健脾；葛根、升麻、蔓荆子鼓舞胃中清阳之气上行于头目；白芍养肝平肝；黄柏清热降火；柴胡入肝经；蝉蜕清散肝经风热，通利耳窍，治耳病。两方合用可使清阳上升，清窍得养，耳聪目明，头痛减轻。

弟子问

不知体会对否，请吾师指教。印老讲，典型雷头风者头部可起块、响如雷鸣。治愈后块可消除。

印老批注（亲批影印）：

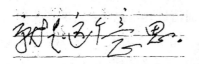

印老批注
就是这个意思。

大定风珠加减治疗脑炎后遗症

【病例】患者李某，女，6 岁。初诊日期 1999 年 9 月 23 日。

因年幼舅母代述：两个月前患儿曾发热，最初以上呼吸道感染为诊断治疗，后发现其不能站立、言语不利，发展至失语、频繁抽搐、昏迷不醒，经脑脊液检查确诊为柯萨奇病毒性脑炎，经抢救治疗病孩存活，由于抽搐曾用奋乃静 2mg，每日 2 次，硝基安定 2mg，每日 2 次，安坦 2mg，每日 3 次，虽抽搐停止，但患者出现一系列后遗症。来诊时病孩处于自闭状态，对外界事物无反应，不能言语，不能正常坐立，四肢多动（不自主动作，咬手指，咬衣袖等），大小便失禁，肌力减退，肌张力增高。舌红苔少，脉细数。颅脑 CT 示：脑萎缩。

【处方】大定风珠加减。

龟甲 10g^(先下)　　生地黄 6g　　　　麦冬 10g

麻仁 5g　　　　　炙鳖甲 10g^(先下)　阿胶珠 5g

生甘草 3g　　　　生薏苡仁 10g　　　生牡蛎 10g^(先下)

赤白芍^(各)5g　　木瓜 5g　　　　　五味子 3g

羚角面 1g^(分冲)　鲜鸡子黄 1 枚^(冲服)

【方解】《温病条辨》卷 3:"邪热久羁,吸烁真阴,或因误表,或因误下,神倦瘛疭,脉气虚弱,舌绛苔少,时时欲脱者,大定风珠主之。"方中龟甲、炙鳖甲、生牡蛎滋阴而潜阳;生地黄、麦冬、芍药、麻仁、甘草、阿胶养阴生津;木瓜、生薏苡仁舒挛以治肢体挛急、蠕动等;羚角面清肝热,息风;三甲复脉汤加五味子、鲜鸡子黄即名大定风珠。五味子、鸡子黄配合上方加强养阴血、柔肝缓急之作用。

【跟师体会】大定风珠是印老用来治疗阴虚而生的抽动诸症的方剂。有些患者热病以后亡阴失水,肢体干瘦,唇舌干缩,齿燥结瓣,鼻干,目陷,昏沉嗜睡,手指蠕动。此病孩虽不像上述症候那样典型,但了解其病情发展过程及目前表现辨证当属热病伤阴,津血虚乏不能养筋而引起的虚风内动之象。

印老曾以此方治疗中毒性痢疾后中毒性脑炎之患儿(于和平里六院,当时西医宣布此孩会残废终生,但经印老治疗后已恢复健康)。

急性热病应早治,早期重点在于清除热邪,使邪气不能步步内逼。热退以后,疾病到后期,甚至后遗症期则主要应该解除伤阴、动风等问题,宜用血肉有情之品滋养阴血,且应越早越好。像此病孩已出现一系列脑功能减退症候,CT 已有明显脑萎缩改变。恐怕疗效难以理想。

印老批注（亲批影印）：

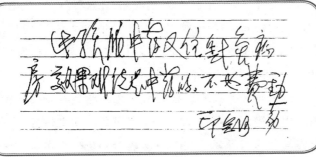

印老批注

此孩服中药又住针灸病房，效果难说是中药的，不必费劲！

龙胆泻肝汤加减治疗慢性颅内高压症

长期持续性颅内高压在中医就诊者不多，故将本例记载于此，以便总结印老的治疗经验供后辈学习。

【病例】患者周某，男，57岁。初诊日期2000年2月28日。

患者1992年行肺癌切除术，1999年9月头痛，以头两侧疼痛为主，经系统检查未明确病因，但颅内高压诊断确立。住院治疗脱水3个月效果不佳，故开窗分流，术后现仍头痛、恶心欲吐、胃脘不适、大便不干、手足心热、口臭。舌红苔黄，脉细。

【辨证】肝火上炎。

【立法】清肝泻火。

【处方】龙胆泻肝汤加减。

龙胆草 10g　　栀子 10g　　　黄芩 12g

柴胡 10g　　　生地黄 15g　　车前子 12g ^{（包煎）}

泽泻 30g　　　当归 15g　　　木通 12g

夏枯草 15g　　青葙子 15g　　苦丁茶 12g

菊花 10g　　　白蒺藜 15g

【方解】《医宗金鉴·删补名医方论》卷四："龙胆

草泻肝经之火，以柴胡为肝使，以甘草缓肝急，佐以
芩、栀、通、泽、车前子大利前阴，使诸经有所从出也。
然皆泻肝之品，若使病去，恐肝亦伤矣，故又加当归、
生地黄补血以养肝。盖肝为藏血之脏，补血即所以补
肝也。"

【跟师体会】患者有热象加之头两侧痛，头两侧隶
属足少阳胆经的循行之处，龙胆泻肝汤用之适宜，另外
龙胆泻肝汤利肝经湿热，印老认为从现代医学角度考虑
颅内高压也需利尿降压，故相适宜。

抵当汤加减治疗癫痫

【病例】患者刘某，女，16岁。

因幼年时头部摔伤，3—4岁时癫痫大发作，长期
服用西药鲁米那，停药则发作。后于印老处就诊服用
中药，逐渐摆脱西药。且自从服中药后癫痫发作程度
减轻，次数减少，至稳定不发。此次为患者停用中药9
个月后，因过度劳累、熬夜等因素诱发。抽搐1分钟，
口唇自咬破溃，伴呕吐、头痛，大便尚可。舌红、脉弦。

【辨证】瘀血阻络。

【立法】化瘀结法。

【处方】抵当汤加减。

水蛭 12g	土鳖虫 12g	桃仁 12g
川大黄 4g	生牡蛎 30g(先下)	川贝母 10g
玄参 15g	桔梗 10g	枳壳 10g
夏枯草 15g	川芎 15g	生薏苡仁 30g
木瓜 15g	蝉蜕 20g	僵蚕 10g
全蝎 6g		

【方解】从现象上看，本病属于中医"风"病范畴。

但印老认为患者因幼年时头部摔伤，瘀血阻滞经络，加之久病入络，所以本病为瘀血凝聚、坚结不削造成的，故采用化瘀软坚之法为主，配以祛风舒挛之品，达到了"血行风自灭""坚者削之"的目的。从临床治疗上看，的确通过中药的调节起到了控制疾病发作的作用。

【跟师体会】

1. 癫痫为难治性疾病之一，给患者及家属带来很大痛苦和心理负担，患者多方求医而不能获效，可谓"千方易得，一效难求"，而印老对此病的治疗效果满意，难能可贵，令人鼓舞。

2. 化瘀以抵当汤为主方，消坚以消瘰丸为主方，配合桔梗、枳壳，取"气行则血行"之意；配合生薏苡仁、木瓜舒挛止抽搐；配合蝉蜕、僵蚕、全蝎驱风。从印老组方中可以启示我们治此病抓住的要点是，活血要够"力度"，削坚要持久，必要时还可加用海藻、昆布、海浮石等加强软坚散结之功。

3. 西医治疗癫痫无特效疗法，唯镇静药"压抑其兴奋灶"一法。患者神经系统长期处于抑制状态，断药则复发率极高，长期用药对肝、肾功能皆有损害，中药应发挥在此病治疗的优势。

4. 据印老讲，一部分患者初服药时可有癫痫发作稍甚稍频的现象，此乃"瘀血为药力推动"之表现，不必惊慌，继续服药就可以渐渐控制病情。

印老批注（亲批影印）：

印老批注

抽搐动风，但靠镇重不行，特别外伤性癫痫，外伤本身就有停瘀，停瘀就得去瘀逐瘀，镇静是不能去瘀的，而且外伤癫痫常为久瘀非一般活血可除，一定要化瘀，就一定要用虫类药，水蛭䗪虫之类是也，抵当汤中有虻虫，用之乏效，故我基本上不用，而以䗪虫代之，效果当可。记住脑电图改变！

黄连解毒汤治疗舌下肿胀

【病例】患者韩某，男，34 岁。初诊日期：2000 年 3 月 20 日。

患者舌下胀痛，伸舌则痛，口干。舌红，苔微黄，脉弦细。虽非重舌，但舌下系带周围肿胀。

【辨证】阳明热盛。

【立法】清泄阳明。

【处方】黄连解毒汤。

黄连 6g	黄柏 15g	黄芩 12g
栀子 12g	牡丹皮 15g	赤芍 30g
紫草 15g	莲子心 3g	龙胆草 10g
车前子 12g⁽包⁾	泽泻 30g	夏枯草 15g

【方解】

黄连解毒汤

孙思邈

黄连解毒汤四味，黄柏黄芩栀子备。

躁狂大热呕不眠，吐衄斑黄皆可使。

若云三黄石膏汤，再加麻黄及豆豉。

此为伤寒温毒盛，三焦表里相兼治。

栀子金花加大黄，润肠泻热真堪倚。

此方以黄连泻中焦火热；配合黄芩泻上焦火热；黄柏泻下焦火热；栀子通泻三焦火热从膀胱而出。四药合用，苦寒自折，三焦之火邪去而热毒解。故遇三焦实热火邪引起的烦躁昏狂、大热干呕、口燥咽干、错言乱语、不得睡眠、吐血衄血以及阳毒发斑等皆可应用。

方中黄连解毒汤清泻火热，牡丹皮、赤芍、紫草清血分热邪；莲子心清热泻火；龙胆草、夏枯草清肝泻热；车前子、泽泻利尿，使热邪自小便而出。

另外，印老曾以黄连解毒汤治疗老年性痴呆症。

印老批注（亲批影印）：

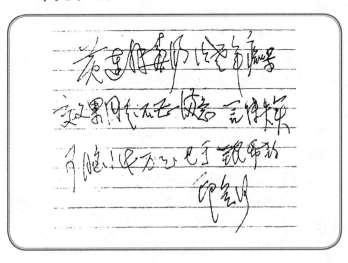

印老批注

黄连解毒汤治老年痴呆，效果不甚满意。言传失实，可恼！此方是见于报纸的。

桂附都气丸加味治疗咳嗽

【病例】张某,女,70岁。出诊日期1999年11月8日。

患者慢性支气管炎、肺气肿病史10年,目前咳嗽,走路略长则喘憋,无痰,目前尚无水肿等心衰表现。平素便干,苔黄、脉细。

【辨证】肾不纳气。

【处方】都气丸加减。

熟地黄 12g	山药 15g	山茱萸 9g
牡丹皮 15g	泽泻 15g	茯苓 15g
五味子 10g	上肉桂 2g	牛膝 10g
川续断 10g	生薏苡仁 30g	木瓜 15g
赤芍 30g	沙参 15g	麦冬 15g

【方解】都气丸源于《张氏医通》卷十六由熟地黄、山茱萸、干山药、牡丹皮、茯苓、泽泻、五味子组成。有补肾敛肺之功。用于肾水不固,咳嗽滑精等症。加肉桂引火归元;牛膝下行;生薏苡仁、木瓜舒挛止喘;赤芍理血;沙参、麦冬、五味子为生脉散,益心气。若气短、心悸者用之更适宜。

【跟师体会】对于"慢性支气管炎、肺气肿",治疗上视其不同阶段及不同症候而用方不同:如以咳嗽、咳痰为主症者,宜根据印老治咳嗽抓主症的方法,抓住患者痰的特点,分别选用止嗽散、麻杏石甘汤、泻白散、清燥救肺汤、千金苇茎汤、小青龙加石膏汤、苏子降气汤、三子养亲汤、清气化痰汤、定喘汤等。

而此患者突出问题是"肾不纳气",属于"应当以治本为主"的阶段,故印老用上方,集补肾、敛肺、舒挛、理血、强心于一方。通过这例患者使我更深刻地认识到:

慢性支气管炎缓解期，即以虚证为主、痰涎不多时，应注意组方原则。尤其是印老加用的舒挛之品是与现代医学观点相一致的，这对以往的书本知识是一种重要的补充，且对中医的传统理论是新的发扬光大的过程。

肺部病症主要问题表现为咳嗽、痰、憋闷。而临床上须分清病的性质，比如，是肺癌、肺气肿、支气管扩张、肺炎，还是一般的气管炎等，另外，还要考虑病程的长短、并发症如何等，恰当地运用中医及西医的相关知识以求抓住疾病的本质，选择合适的方药。

不知体会对否，请吾师指教。

印老批注（亲批影印）：

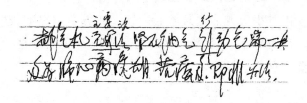

印老批注

都气丸主要治肾不纳气，动则气喘，一般多为肺心病晚期，若痰多，即非其治。

金沸草散治疗咳嗽

【病例】患者崔某，男性，40岁，初诊日期1999年5月10日。

病人今年2月始发咳嗽、喘，痰较多，经用舒氟美等止咳平喘药症候缓解，但恐将来咳嗽常作，故前来印老处就诊，愿以中药调理。

【处方】

旋覆花 15g $^{(包)}$	前胡 10g	细辛 3g
半夏 12g	荆芥 10g	茯苓 15g
白术 12g	生甘草 10g	生薏苡仁 30g

木瓜 15g　　　　蝉蜕 20g　　　　蛇蜕 3g

僵蚕 10g

【方解】　　　　**金沸草散（朱肱）**

金沸草散前胡辛，半夏荆甘赤茯因。

煎加姜枣除痰嗽，肺感风寒头目鼜。

局方不用细辛茯，加入麻黄赤芍均。

方中旋覆花即金沸草的花，和前胡、半夏一起消痰降气；赤茯苓、甘草、白术、生薏苡仁化湿和中，以除生痰之源；荆芥散风，细辛散寒，若因外感风寒，引动宿痰，用上两味有益；另外，生薏苡仁、木瓜舒挛止痉。印老认为喘为支气管痉挛所致，故舒挛则有利于止喘。且喘症往往为过敏因素造成，"善行数变"，属于"风象"，故印老以蝉蜕、蛇蜕、僵蚕定风为治。

相对小青龙症之外寒、内饮，此方所主之症较轻，主症是有寒象，痰多，咳喘。而小青龙症往往是饮邪较重，寒象也较重。

二诊

病人咳喘不甚，以胸部憋闷为主要不适，故印老以桂枝厚朴杏子汤加减，下气宽胸除闷。

三诊

病人平素有痰，白痰为主，时有咳嗽，喘憋，印老以苏子降气汤加减，本方对气不下降而造成的胸膈痞闷，咳嗽气喘，痰涎壅积于上"上盛"，肾阳素虚"下虚"之症较适宜。

四诊

病人咳嗽好转，气喘缓解，西药渐渐停用，现保留舒氟美每日 2 片，（原为每日 4 片，喷剂已停用）目前仅咽部不适，苔少，脉弦数。印老以降气定风为法。

【处方】

蝉蜕 20g　　　　蛇蜕 3g　　　　乌蛇 30g

僵蚕 10g	全蝎 6g	生薏苡仁 30g
木瓜 15g	赤芍 30g	生甘草 10g
桔梗 10g	珍珠母 30g^(先下)	白蒺藜 15g
钩藤 30g	菊花 10g	牡丹皮 15g
紫草 15g		

【方解】此方以虫类药定风；薏苡仁、木瓜、赤芍、生甘草舒挛；珍珠母、白蒺藜、钩藤、菊花镇静、抑制疾病复发；牡丹皮、紫草理血。总之，理血、治风、舒挛均为治疗这类变态反应病的大法。

印老批注（亲批影印）：

印老批注

哮喘基本上是过敏引起，故在定喘方中常用定喘之剂，本方蝉蜕、乌蛇、全蝎等即为此用。用药药是"治风先治血，血行风自灭"之故。其余凉血活瘀均系治风为本，可类推之。舒挛即定风也。

麻杏石甘汤加味治疗幼儿咳嗽

【病例】患儿肖某，男，6个月。

外感后咳嗽气喘、有痰、（因年幼）不能咳出。其母亲诉小孩面无光泽，目前不发热。未能见到小儿，故面色舌脉等不详。

【处方】

麻黄 2g	杏仁 3g	生石膏 8g^(先下)
生甘草 3g	桑白皮 5g	葶苈子 3g
鱼腥草 10g	山豆根 2g	

3 付

【跟师体会】印老用麻杏石甘汤的主症为喘哮，痰量不多，属肺热壅闭，肺失宣降者。方中麻黄、杏仁宣肺降肺；生石膏既可解肌清热，又是定喘良药；生甘草润肺保津；桑白皮清泄肺热，降肺平喘，葶苈子泻肺除壅，使肺气通于三焦，下行而不上逆。因病由外感而来，故加鱼腥草、山豆根清热解毒，印老认为其尚有"消炎"之效。方中药量有的为成人量的1/3，有的比1/3还略少些。

印老批注（亲批影印）：

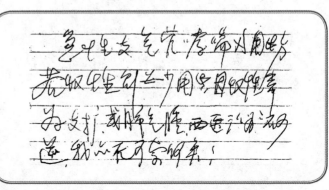

印老批注

急性支气管炎、哮喘多用此方，若慢性则甚少用此，因慢性常为支扩或肺气肿，西医认为"不可逆"，我亦无可奈何矣！

桂附都气丸治疗嗳气

【病例】患者季某，女，40岁。初诊日期 2000 年 2 月 28 日。

患者反复嗳气已 15 年之久，症状渐重，现嗳气频频，甚则恶心。平素不怕冷，时有腰部酸痛不适。脉细，苔白。

【辨证】肾不纳气。

【立法】补肾纳气。

【处方】桂附都气丸加减。

熟地黄 12g　　　山药 15g　　　山茱萸 9g

泽泻 30g　　　　茯苓 30g　　　牡丹皮 15g

上肉桂 3g　　　　熟附子 15g　　五味子 10g

连衣核桃肉 15g

【跟师体会】对于某些疑难疾病经辗转治疗不愈者，印老考虑常方在其治疗中必已用过，故要"出奇制胜"。此患者嗳气 15 年，应已用过诸多调肝和胃之品。印老另找治病门路，以补肾纳气为法。中医认为肾阴、肾阳为一身阴阳之根本，肾气不足，肾不纳气，故嗳气频频，其上行而不下降，而桂附都气丸即桂附地黄丸加五味子，印老再加连衣核桃肉补肾固精。诸药合用阴阳并调，肾气补足，能够摄纳，嗳气得以缓解。

弟子问

此方为桂附都气丸加味，意在加强温肾摄纳之功。不知体会对否，请吾师指教。

印老批注（亲批影印）：

附桂合六味均可引气归元
之用把阳气引入下焦有时确摄
纳 但机理有待研究说明。

王阶 2000.9.

印老批注

附桂合六味均可引气归元之用，把阳气引入下焦，有时确摄纳，但机理有待研究说明。

健脾丸治疗消化不良

【病例】患者许某，女，44 岁。初诊日期 1998 年 11 月 12 日。

患者腹胀、胃痛，大便 1 日 2 行，质稀，排气较多。唇干，苔少、脉细。否认肝病史。

【辨证】脾气不足。

【立法】健脾益气。

【处方】健脾丸加减。

党参 12g	白术 12g	陈皮 10g
枳实 10g	山楂 15g	麦芽 15g
神曲 15g	焦山楂 15g	青皮 6g
炒莱菔子 5g		

【跟师体会】健脾丸出自《证治准绳·类方》卷五，其功效为"治一应脾胃不和，饮食劳倦。"《医方集解·消导之剂》中写道"此足太阴，阳明药也。脾胃者，仓廪之官，胃虚则不能容受，故不嗜食；脾虚则不能运化，故有积滞。所以然者，由气虚也。参术补气，陈皮利气，气运则脾运，而胃强矣。山楂消肉食，麦芽消谷食，戊己不足，故以二药助之使化。枳实力猛，能消积化痞；佐以参术，则为功更捷，而又不致伤气也。夫脾胃受伤，则须补益，饮食难化，则宜消导，合斯二者，所以健脾也。"

本方加焦槟榔、炒莱菔子，下气除满消胀。可见处方中补气健脾与消食行气药同用，为消补兼施之剂，补而不滞，消而不伤正。患者胃脘不适，腹胀、便稀，皆为"消化不良"之症，本方诸药合用，脾气得健，腹气得降，饮食得化，则诸症可除。

保和丸健脾丸均助运用，在临床上，若患者胃痛、腹胀、不思饮食、嗳腐吞酸或有食积史等，则应以保和丸调之。健脾丸重在健脾，进而助其运化消食。保和丸重在消散，积滞去则脾胃自强，临床应区别运用。

印老批注（亲批影印）：

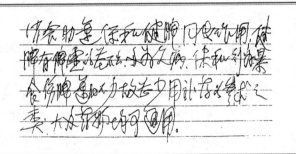

印老批注

消食助运，保和健脾同等作用，健脾有脾虚的基础，亦为久病。保和则为暴食伤脾，运化不力，故甚少用补药，为参术之类，大多药物均可通用。

当归黄芪建中汤治疗虚寒胃痛

【病例】患者吴某，男，33岁。初诊日期2000年1月10日。

患者诉脐上疼痛反复发作数年，有肝内胆管结石病史，印老曾以清肝利胆排石剂调理，症状缓解不明显，后仔细询问患者得知其中上腹隐痛，不喜凉食，遇寒症加重，食后胃胀，偶有反酸。

【辨证】虚寒胃痛。

【立法】温中补虚，缓急止痛。

【处方】当归黄芪建中汤加减。

黄芪 30g	当归 15g	赤白芍 (各)30g
炙甘草 10g	桂枝 9g	苍术 15g
厚朴花 6g	陈皮 10g	木香 6g
砂仁 6g	蔻仁 6g	生薏苡仁 30g
木瓜 15g	紫苏叶 10g	广郁金 15g

生姜 5g　　　　大枣 5g　　　　　饴糖 30g ^(分冲)

【跟师体会】患者诉服 7 付药后胃部舒适，剑下脐上疼痛大减。此患者表现为上腹隐痛，喜温畏寒，大便稀溏，为虚寒胃痛，由此可知，一旦抓住主症，归芪建中汤则有桴鼓之效。方中黄芪补气；当归、赤白芍和血，桂枝、甘草同样缓痛；饴糖大补气血以助脾气，药性偏温；生姜、大枣、调和脾胃，全方共奏温中祛寒、理脾和胃止痛之功。若痛甚可加降香理气化瘀，气血以止痛；寒重可加炙川花椒、吴茱萸温中散寒止痛。

临床上若见患者病程日久，饥时腹痛，得食缓解，痛处喜温喜按，大便时溏，苔白，脉虚细，则可确定为黄芪建中汤症。此患者印老以归芪建中汤、平胃散为主加减，温中和胃，正中病机，故效果明显。

胃脘痛好转后，患者因进食油腻及受寒出现腹泻，印老以理中汤加减调理直至大便正常。可见患者体质属为脾胃虚寒，用归芪建中汤正适宜。印老介绍归芪建中与理中汤均是温脾胃的方剂，但是在临床中前方擅长舒挛缓痛，后方擅长固摄大便，两方各有偏重。

印老批注（亲批影印）：

印老批注

　　归芪建中汤及理中汤均为温养脾胃的常用方剂，大方向一致。理法基本统一，炮姜调整胃肠，多用于固摄大便；建中舒挛缓痛长于纳受。这是二方重点有异。

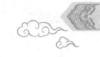

厚朴温中汤治疗胃脘胀痛

【病例】患者任某，男，32岁。初诊日期2000年3月20日。

患者反复胃痛4年，伴胀满，遇冷胃痛重，嗳气不多，不反酸。口不干，纳可。大便初硬后软。胃镜示：浅表性胃炎。脉细，苔薄黄。

【辨证】脾胃虚寒，气滞中满。

【立法】行气温中，下气除满。

【处方】厚朴温中汤加减。

厚朴 15g	青陈皮(各)10g	炙甘草 10g
茯苓 15g	干姜 6g	草豆蔻 9g
广木香 6g	砂仁 6g	枳壳 10g
槟榔 15g	赤芍 30g	生薏苡仁 30g
木瓜 15g		

【跟师体会】厚朴温中汤出自《内外伤辨惑论·卷中·肺之脾胃虚方》，"治脾胃虚寒，心腹胀满，及秋冬客寒犯胃，时作疼痛"。张秉成《成方便读》卷2指出，"夫寒邪之伤人也，为无形之邪，若无有形之瘀血食积互结，则亦不过为痞满为呕吐，即疼痛亦不致拒按也。故以厚朴温中除满为君；凡人之气，得寒则凝而行迟，故以木香、草蔻之芳香辛烈，入脾脏以行诸气；脾恶湿，故用干姜、陈皮以燥之，茯苓以渗之；脾欲缓，故以甘草缓之"。以上诸药，皆入脾胃以温中除胀，处方中加入砂仁增强青陈皮、木香行气之功，干姜、草蔻散寒温胃行气；茯苓、甘草健脾利湿和中；槟榔、枳壳助厚朴行气除满，赤芍理血止痛，薏苡仁、木瓜缓急舒挛止痛，故全方合用温中除胀，健胃止痛。

临床上遇脾胃虚寒的脘腹痛、胃脘胀满等症用本方应有效验。此患者胃脘痛之特点即为遇冷痛重，胃脘满痛，故适宜用该方。

小建中汤、归芪建中汤、厚朴温中汤临床应用区别：前两方均偏重于补，后者温中行气，偏于除中焦实满。归芪建中汤是虚的程度比小建中汤证更甚，根据"虚者补之""劳者温之"，加甘温益气升阳之黄芪，增强益气建中之力，加苦辛甘润，补血和血之当归，功能气血双补。

印老批注（亲批影印）：

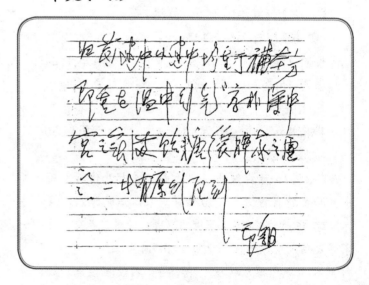

消溃疡治疗溃疡病

临床有十二指肠溃疡患者，症见胃痛、反酸。

【处方】消溃疡加减。

诃子 15g   白及 9g   生甘草 12g
蜂蜜 30g^(分冲)   煅瓦楞 30g^(先下)

【跟师体会】本方药味虽少，但配伍得当。

1. 诃子苦、酸、涩，归大肠经；白及苦、甘、涩，归胃经；诃子、白及合用，敛溃生肌促使溃疡愈合。蜂蜜、甘草甘缓调中。煅瓦楞咸、平，制酸止痛，对溃疡愈合有利。

2. 综观全方以使溃疡平复为要，其他问题将迎刃而解，故临床上如见胃脘痛、胃酸可疑或已确诊为溃疡者（十二指肠壶腹溃疡及胃溃疡）首选此方。

3. 鉴别应用，如患者虽胃脘痛、胃酸多，而不是溃疡活动期，证属里热结于胃者可以用健胃制酸的大柴胡汤加煅瓦楞、煅牡蛎，左金丸等。

4. 若当用健胃制酸之剂者，不问溃疡之有无，反予消溃疡，则药不对症。

印老批注（亲批影印）：

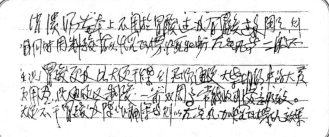

印老批注

消溃疡基本上不用于胃酸过多，有胃酸过多用之，则需同时用制酸药如煅瓦楞、煅牡蛎、左金丸等一般不会出现胃酸更多。如大便干燥则必须通便。大柴胡汤中的大黄必须用尽，既通便又制酸，一箭双雕常能收到满意疗效。若大便不干、胃酸多、阵作痛泻者，则以左金丸加煅瓦楞治之效果甚好。

鳖甲饮加减治疗脾大

【病例】患者韩某，女，32岁。初诊日期1999年7月8日。

患者曾因腹胀且肝功异常（GPT1150U/L）在地坛医院诊治，各型病毒性肝炎皆否定，经保肝治疗出院时肝功正常，但腹部B超示：肝弥漫性病变，脂肪肝倾向，脾稍大（肋间4.2cm），肋下1.4cm。为进一步治疗来印老处就诊。患者舌质暗红，舌苔白腻，脉细。

【立法】活血化瘀、软坚散结。

【处方】鳖甲饮加减。

柴胡 10g	赤芍 30g	当归 15g
丹参 30g	生牡蛎 30g^{（先下）}	炙鳖甲 15g^{（先下）}
青皮 10g	莪术 10g	广郁金 15g
茵陈 30g	青蒿 15g	佩兰 15g
玄参 15g	川贝母 10g	

至 1999 年 10 月 11 日，患者已无特殊不适，精神状态较好，复查 B 超示：脂肪肝（轻度），脾大，肋间 4.3cm，肋下无。此后一直以上述方药加山楂片、薏苡仁等药利湿、降脂（注：印老讲脂类属中医之痰浊范畴，山楂片消食、薏苡仁利湿化浊，可起到消脂之功），改善脂肪肝。至 1999 年 12 月 23 日，患者自我感觉好，纳食香，睡眠佳，无不适，复查 B 超示肝脏正常，脾为正常高限，肋间为 3.8cm。

【跟师体会】中医认为脾大，属于癥积范畴。

《金匮要略·疟病》："病疟……师曰：此为癥瘕，名曰疟母，急治之，宜鳖甲煎丸。"药用鳖甲煎者，鳖甲入肝，除邪养正；合牡蛎软坚散结、去瘕，故为君。瘕必假血依痰，故原方以四虫、桃仁合半夏，消血化痰。印老以上方加减，根据病情或加入桃仁、土鳖虫、水蛭等活血化瘀之品；或加入蒲公英、虎杖、白花蛇舌草、土茯苓等清热解毒之品。

鳖甲饮加减为印老治疗以慢性感染（如疟疾、血吸虫病等）造成的脾大之常用方，临床实践见一定的效果，但往往治疗周期长，显效慢。肝硬化、充血性心力衰竭、血液病造成的脾大不在本篇讨论的范畴。

正气天香散治疗肝郁胁痛

印老在临床中常用正气天香散为患者治疗肝郁，胁、胃窜痛等症，使笔者对该方有了一些体会。

【病例】患者张某，女，57 岁。

患者 3 年来左腰、两胁、胃脘部常有窜痛，腹胀，眠差，情志不调。舌苔薄黄，脉沉细。曾行胃镜检查示：浅表性胃炎。结肠镜检查无异常。B 超示：胆囊息肉。

【处方】正气天香散加味。

香附 12g	干姜 6g	紫苏叶 10g
青陈皮^(各) 6g	乌药 9g	苍术 12g
川芎 15g	半夏 12g	栀子 10g
砂仁 6g	夏枯草 10g	绿萼梅 6g
代代花 6g	佛手 6g	

【跟师体会】香附、乌药、紫苏叶、陈皮、干姜为正气天香散原方，长于疏郁理气止痛。因此对有情志不调，肝气郁结造成的胃痛、胁痛有效，正合本患者之病症。经过印老加药后，方中套入同为开郁舒气，解除痛闷病症的越鞠丸、六郁汤。

临床若遇无特殊器质性病变，而以气郁疼痛、满闷、情志不遂时症状加重者可以用印老前方加减调理。若胃痛因于胃酸过多、过少，查为溃疡病、萎缩性胃炎、反流性食管炎者；胁痛因于胆囊炎、胆石症、肝炎者，应视其病症，另选择适合的方药。总之临症时需鉴别诊断，抓主症。

遇肝气郁结者，印老常选用夏枯草、绿萼梅、代代花、佛手为其开郁理气，重要有疏肝解郁理气功效的数之甚多，从理论上讲虽各有特色，夏枯草：味辛、苦，性寒，归肝胆经，主清热泻火，明目，散结消肿之效；绿萼梅：性平，归肝、胃、肺经，主疏肝解郁，和中，化痰；佛手：味辛、苦，性温，归肝、脾、胃、肺经，主疏肝解郁，理气和中，燥湿化痰；而用之于临床须靠经验。

❀ 弟子一问 ❀

因正气天香散中主药为香附与乌药（以天台产者为佳），故名正气"天香"散，常说之天台乌药是地道药材，与其他地区产者临床疗效差异大吗？

印老一批

习惯用台乌药，即天台山产之乌药，实际情况未作调研，须与药厂及药师共同研究。

印老批注（亲批影印）：

❀ 弟子二问 ❀

正气天香散对气滞、经血不调者有使气行正常、血运灵活作用，因而有调经的说法，临床中吾师用之作为调经之方剂吗？

印老二批

不主治调经而以治胃逆为多，中有干姜是胃肠之用。常用于肠鸣便稀等。一般大便干燥即不常用。

印老批注（亲批影印）：

~◎∽ 弟子三问 ∽◎~

印老常用之夏枯草、绿萼梅、代代花、佛手等药均有"清扬开郁"之性，是吗？吾师用解郁药的经验敬请赐教。

印老批注（亲批影印）：

郁者多郁，气血痰火湿食，但气郁为诸郁之本，理气不能离开理气……丹溪翁谓能令一方治气郁而诸郁皆除……余有"诸气总论"之作。

印老三批

郁有六郁：气血湿痰食火，但气郁为诸郁之本，而解郁不能离开理气。朱丹溪论之独全"一方治气郁而诸郁皆除"。余有"诸气总论"之作，可以参考。

真人养脏汤治疗非特异性溃疡性结肠炎

非特异性溃疡性结肠炎是一种非特异性炎症，临床上以腹痛、腹泻、黏液脓血便为特点，在此介绍一印老诊治该病的病例。

【病例】患者伍某，男，50岁。初诊日期2000年3月27日。

患者患非特异性溃疡性结肠炎20余年，反复发作，经用多种中西药物治疗无效。曾因"不到中午大便即行3~6次不等，且腹痛即泻，甚则失禁"，担心路途中临厕不便，未来印老处就诊。于印老一学生处就诊时服附子理中、四神丸与真人养脏汤合方后效果佳。病程中也曾用过黄芪60g，干姜、肉豆蔻均较常用量多，患者自觉舒服。目前腹痛腹泻均明显好转，故有条件前来印老处就诊（从山西而来），请印老为其拟定方药。

刻下症：近期每日大便 1 或 2 次，略成形，腹中痛冷，喜暖喜按，夏天也须喝热水，平素喜用暖水袋。患者形体瘦，面色萎黄。脉细，苔白。

【辨证】脾肾虚寒。

【立法】涩肠固脏，温补脾肾。

【处方】养脏汤加减。

诃子肉 15g	肉豆蔻 10g	当归 15g
上肉桂 2g	广木香 6g	炙粟壳 10g
白术 15g	炒白芍 18g	炒党参 15g
炙甘草 10g	焦三仙 (各) 6g	石榴皮 15g

【跟师体会】上方为真人养脏汤加味。吴氏《医方考》卷2："下痢日久赤白已尽，虚寒脱肛者，此方主之，甘可仆虚，故用人参、白术、甘草；温可以养脏，故用肉桂、豆蔻、木香；酸可以收，故用芍药；涩平以固脱，故用粟壳、诃子。是方也，但可以治虚寒气弱之脱肛身。"

久泻久痢，积滞虽去，但脾胃虚寒，肠失固摄，以致大便滑脱不尽，甚至中气下泄，脱肛坠下；脾肾虚寒，气血不和，故肢痛喜温喜按；病程以脾胃虚寒为本，但已到滑脱失禁，非固涩则泻痢不能止，治当以涩肠固脱治标为主，温补脾肾治本为辅。

此患者发病 20 年之久，虚寒表现十分明显，属于久痢，腑病中虚证者，故可以从脏治，即腑虚治脏，养脏汤是也。我跟随印老看过 3 例用真人养脏汤取效者。

弟子问

粟壳有限量吗？若遇顽固的泻痢患者需长时间服药者，粟壳能用吗？还是大致用多长时间即便患者仍下痢，也考虑既然无效就不能用粟壳了呢？

~弟子再问~

养脏汤中若没有粟壳疗效会差得远吧？请吾师指教。

印老批注（亲批影印）：

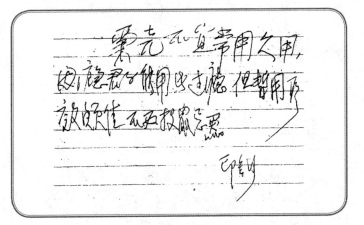

印老批注

粟壳不宜常用久用，因瘾君子能用此过瘾，但暂用疗效颇佳，不必投鼠忌器。

大黄黄连泻心汤治疗慢性结肠炎急性发作

【病例】患者赵某，男，36岁。初诊日期1998年10月26日。

患者数日前突然上吐下泻，脓血便，黑粪。查便常规：潜血（±），肠镜示慢性结肠炎。患者现大便每1～2日一行，嗳气多、心下痞、胃脘痛、口臭。苔白，脉弦细。

【处方】

川大黄 4g	黄连 6g	黄芩 12g
栀子 10g	黄柏 15g	牡丹皮 15g
赤芍 30g	煅瓦楞 15g（先下）	柴胡 10g
半夏 10g	竹茹 12g	制香附 12g

【跟师体会】"上吐下泻、心下痞满"为泻心汤症。此患者口臭、脓血便，为热结于里，故应以大黄黄连泻

心汤清里热、排出浊邪。加用半夏即有半夏泻心汤之意，辛开苦降。脓血便提示热腐为脓，故以牡丹皮、赤芍清血中之热，去除脓血形成的因缘。临床尚有其他泻心汤症，若患者恶心、呕吐可加生姜，取生姜泻心汤之意。若兼阳虚、寒象者可加附子，取附子泻心汤之意。

印老批注

三承气五泻心是伤寒论重要方剂，五泻心中重点都是苦寒与温药合用，为和胃者也。以治胃脘胀满，即所谓"泻心"。我用"泻心"不完全依据原书死搬硬套，不过1.半夏泻心汤中的干姜，大便不泻是不用的。2.附子泻心汤中的附子，没有肢厥是不大用的。3.生姜泻心汤常用于吐水心悸。4.甘草泻心汤用于解毒消溃。5.大黄黄连泻心汤常用在血热吐衄。后世用方常须加减泻心汤一经加减，便分不出五泻心了，我是不为古人做马牛的，经方之事，可询经方派及其传人。

弟子问

此患者若以清利肠道方加减调治可否？

印老批注（亲批影印）：

五仁橘皮汤治疗便秘

近几次印老门诊患者中有数位多年来习惯性便秘者：症见大便秘结，少则3日一行，多则6～7日一行。

【处方】五仁橘皮汤加味。

| 青皮 10g | 黑芝麻 12g | 郁李仁 12g |
| 火麻仁 12g | 炒决明子 30g | 天冬 15g |

生何首乌 30g　　　当归 15g　　　瓜蒌仁 12g

川大黄 3 ~ 6g　　　柏子仁 12g 或桃仁 12g

【跟师体会】

1. 此方配合得当。首先，五仁润肠以助排便；其次，《本草备要》曰："陈皮升浮，入脾肺治高；青皮沉降，入肝胆治低。"青皮行气导滞，恰似"有水行舟"；但其与增液承气汤有所不同：此方以润为主，兼用行气之青皮，起"推动"大便下行的目的。而增液承气多用于"热结伤阴、腑实之症"，起急下存阴之作用，其方中生地黄、玄参、麦冬、天冬增液，厚朴、枳实、大黄通腑泻下，药力较猛。

2. 从教材上看，便秘要分虚实。虚又分气虚便秘、血虚便秘、阴虚便秘、阳虚便秘，而临床上便秘多为肠燥，大便难行。对于老年人或长期习惯性便秘者，印老所用五仁橘皮汤润肠通便，更为合适。

印老批注（亲批影印）：

> 什么气虚便秘？明明都是津涩，津者气阴所化，把气虚理解成气阴或津液可矣。助阳气来通便，古来没有，现代更没有，润肠实际上就有生津润便的作用。故五仁橘皮汤平稳有效。调胃承气汤用大黄通下，芒硝则为入阴生水，即把其他部位的水吸引入肠，借以润下，但全身的水液动员入肠以后，下一步很可能全身水分缺乏，造成肠道无水舟停的现象更严重。故轻乃不用硝黄，增液承气，似较调胃为好，不过能以和平解决何苦用兵？兵，凶器也，对敌有杀伤，对己方亦有相当破坏。为此我常用润下而不喜猛攻；"自古知兵非好战"但有不得不战者，我亦不惜迎头痛击也。

印老批注

什么气虚便秘？明明都是津涩，津者气阴所化，把气虚理解成气阴或津液可矣。助阳气来通便，古来没有，现代更没有，润肠实际上就有生津润便的作用。故五仁橘皮汤平稳有效。调胃承气汤用大黄通下，芒硝则为入阴生水，即把其他部位的水吸引入肠，借以润下，但全身的水液动员入肠以后，下一步很可能全身水分缺乏，造成肠道无水舟停的现象更严重。故轻乃不用硝黄，增液承气，似较调胃为好，不过能以和平解决何苦用兵？兵，凶器也，对敌有杀伤，对己方亦有相当破坏。为此我常用润下而不喜猛攻；"自古知兵非好战"但有不得不战者，我亦不惜迎头痛击也。

六和汤治疗暑湿泄泻

【病例】患者贲某，女性，29 岁。就诊日期 1999 年 7 月 15 日。

患者主诉为：恶心，不吐，肠鸣腹胀、身体倦怠。大便稀泻，每日 1 或 2 行，不伴发热等。西医 B 超、胃镜及血指标等均正常。当前为暑热季节，暑气伤人，易致上述症候。

【处方】六和汤加减。

藿香 10g	厚朴 12g	杏仁 10g
砂仁 6g	半夏 10g	木瓜 15g
茯苓 15g	苍术 12g	白扁豆 15g
佩兰 15g	青蒿 15g	薄荷 3g

【方解】

六和汤——调和气血

六和藿朴杏砂呈，半夏木瓜赤茯苓。

术参扁豆同甘草，姜枣煎之六气平。

或益香薷或苏叶，伤寒伤暑用须明。

方中藿、朴、杏、砂理气化湿；白扁豆、木瓜祛暑渗湿；半夏、茯苓、苍术健脾利湿；佩兰、青蒿、薄荷芳香化浊，清暑祛热。

【跟师体会】

1. 本例患者无器质性病变，故恶心、肠鸣、腹胀、便溏、体倦皆为暑湿伤中焦脾胃之症，暑邪又易伤气，故体力下降，倦怠乏力。暑热季节，见胃肠症状为主，符合暑湿之邪致病，又能除外其他疾病者，可选六和汤加减调用。

2. 六和汤以理气、健脾、除湿（芳化、淡渗、清热燥湿之品）为大法。以调中为主。

4

3. 印老之加减比原方更适用于患者。首先，印老去掉了原方中的参（人参或党参）、甘草、姜、枣，因为"呕家不喜甘"，此患者虽不呕吐，但恶心与之相似。另外患者 29 岁，无太多虚象，不必用参、甘、姜、枣画蛇添足。其次，印老加用了佩兰、青蒿、薄荷，既芳香化浊，又清热祛暑，甚为合适。将来若遇六和汤症加发热恶寒无汗之病人，夏季可加香薷使其有发汗解表之功；而秋冬季则可用紫苏叶，因为紫苏叶发汗之力更强些，且药性偏温。

桑螵蛸散加减治疗尿频

【病例】患者王某，女，46 岁。初诊日期 1999 年 7 月 1 日。

患者常感腹部发凉，便意频频，但大便每日 1 或 2 行。平素易腰痛，尿频，但不急不痛，无尿失禁，饮水不多，纳可。苔白，脉细。

【立法】补肾益气，固摄膀胱。

【处方】

桑螵蛸 30g	益智仁 9g	太子参 30g
茯苓 15g	煅龙牡 (各)15g	乌药 6g
淮山药 15g	芡实 12g	莲子 15g
潼蒺藜 10g	菟丝子 15g	覆盆子 10g

【方解】

桑螵蛸散

桑螵蛸散治便数，参苓龙骨同龟壳。

菖蒲远志及当归，补肾宁心健忘却。

此方以桑螵蛸散为主加减，桑螵蛸散出自《本草衍义》，"治健忘，小便数"，具有补肾摄精止遗之功，益智仁补肾固摄、缩尿，用于下元虚冷，不能固摄所致的尿频，与山药、乌药配伍成"缩尿丸"，对此患者的腹部发凉，尿频不痛最为适宜。菟丝子补肾固精缩尿，与潼蒺藜（沙苑子）、覆盆子共奏益肾缩尿之功。

【跟师体会】本方较适用于年龄偏大、体弱，属阳气不足、肾不固闭所致的尿频，因为方中多为温补兼固摄之品。若属泌感之尿频，则应给予印老的治泌感方（柴胡、五味子合八正散加味），因为泌感者以通、清为好，不能固摄以致闭门留寇。因此临床之时首先要抓准主症，泌感以清利膀胱为法，肾虚不固之尿频以温肾固摄为法。前者泻实，后者补虚，两者治法大相径庭。

印老批注（亲批影印）：

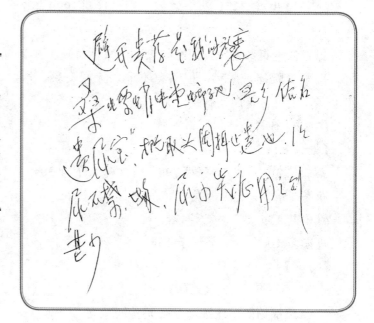

印老批注

　　避开贵药是我的初衷。桑螵蛸，螳螂子也，吾乡俗名"遗尿宝"概取其固摄止遗也，治尿不禁者多，尿系炎症用之则甚少。

妇宝丹加味治疗月经不调

【病例】患者张某，女性。初诊日期1999年9月13日。

患者月经量多、行经期长，腹痛不甚。由于失血较多，故有"缺铁性贫血"，血色素8~9g/dl。

【处方】妇宝丹加味。

熟地黄 12g	赤白芍（各）15g	当归 15g
川芎 15g	阿胶珠 10g	陈艾叶 10g
香附 15g	茺蔚子 30g	泽兰叶 15g
鹿角霜 15g	女贞子 15g	墨旱莲 15g

【跟师体会】

妇宝丹为张仲景胶艾四物汤加香附。

胶艾汤中四物先，阿胶艾叶甘草全。

妇人良方单胶艾，胎动血漏腹痛全。

1.胶艾四物汤为妇科良方，此患者月经不调，月经量多、贫血，方中四物汤及阿胶、艾叶皆为养气血之品，有的放矢。香附调气和血，配合四物汤养血、和血，阿胶养血益阴，艾叶益阳，使阴阳气血调和，故为月经不调的治疗方药。印老又加茺蔚子、泽兰叶理血调经。另外考虑患者有更年期之症（如汗出，情志不遂等，且年龄46岁），故加鹿角霜、女贞子、墨旱莲，调节内分泌控制更年期诸症。

2.有些女同志平素月经正常，更年期出现月经前后不定期，量多或量少，淋漓不尽等各种"月经紊乱"之症，用印老之方，调更年期可谓顾本，调经可谓治标，标本兼顾。患者服后若月经得以调整，未见淋漓不尽或经血过多，则贫血之根源得以阻断，贫血的问题迎刃而解。

3.印老讲经血淋漓不尽属瘀血者，或妇人痛经，月经不调属久瘀者宜选抵当汤。而此患者痛不重，有虚象，妇宝丹养血调经正合适。

∽ 弟子问 ∽

古方中要求香附用童便、盐水、酒、醋等浸3日炒，意为浸炒能入血分而补虚；盐水炒能入血分润燥；酒炒能行经通络；醋炒能消积聚。对这类问题我们又怕不按原法做效果确实不佳，又怕依法炮制并无科学道理，徒费一番功夫。因为我们没有实践过，心里没有底，请吾师指教。另外，对印老用方的体会对否，也请吾师指点。

印老批注（亲批影印）：

印老批注

童便，鸡矢醴，金汁人中黄，人中白，均为秽物，古人何知，知秽用秽，解放初曾明令禁止，我很赞同，但日本人有倡喝自己尿的，吾不敢与同也。

甘草泻心汤治疗贝赫切特综合证

《金匮要略》百合狐惑阴阳毒病证治第三

【重温经典——金匮条文】

狐惑之为病，状如伤寒，默默欲眠，目不得闭，卧起不安。蚀于喉为惑，蚀于阴为狐，不欲饮食，恶闻食臭，其面目乍赤乍黑乍白，蚀于上部则声喝，甘草泻心汤主之。

其描述与贝赫切特综合征甚为相像，印老在门诊治疗了一位此病患者，疗效颇佳，现简记如下。

【病例】患者，女，43 岁。初诊日期 1999 年 1 月 18 日。

患者 1979 年因发热伴口、眼、生殖器溃疡等在北大医院检查，确诊为贝赫切特综合征。曾用转移因子治疗无效，后以"反应停"及"秋水仙碱"治疗，但病情仍反复不愈。来诊前发热，平均 38.5℃，热退后体力差，关节痛，外阴干燥且有溃疡，疼痛难忍，不欲近衣被。口腔溃疡反复发作，影响进食。眼涩，便秘。脉细，苔微黄。

【处方】甘草泻心汤加减。

生甘草 15g	黄连 9g	黄芩 12g
乌蛇 30g	黄芪 30g	半夏 10g
桃仁 12g	赤芍 30g	牡丹皮 15g
太子参 30g	生姜 5g	大枣 5 枚
栀子 10g	炒决明子 30g	

患者服药后，病情逐渐好转，至 1999 年 3 月病情趋向稳定，其间患者好转表现为以下几点。

1. 口腔溃疡自原来的经常发作变为偶尔发作。

2. 服药后外阴溃疡渐愈合且未起新溃疡。

3.体力、精神状态均较前好转。

4.已停用秋水仙碱等西药 1 个月。

贝赫切特综合征为难治之症，印老在中医治疗上发挥优势，疗效颇佳。

【跟师体会】

1.印老既精通古籍，又能与现代医学相结合。

2.继承古人经验但不拘泥，比如印老用甘草泻心汤之主方，但又根据印老多年临床经验加上黄芪、乌蛇以增强免疫功能，加上桃仁、赤芍、牡丹皮等理血之品，且根据病情调整黄连、黄芩、生甘草、栀子等的用量，清除邪热，较古人又胜一筹！

印老口述（影印）：

此病一般以甘草泻心汤加减.

印老口述

此病一般以甘草泻心汤加减。

桂枝汤治疗自汗、盗汗

桂枝汤加味临床应用非常广泛，今举门诊病案 2 例，从中体会印老的治疗思路。

【病例一】患者顾某，男，66 岁。就诊日期 1998 年 12 月 14 日。

患者以"尿频，夜尿四次以上，有尿不尽感，排尿时间延长，时有梦中遗尿"就诊于印老处。患者夜间盗汗甚，湿衣衫。经追问患者平素手足凉，夏季多无遗尿，而冬季明显，时有噩梦。苔白腻，脉细。

【辨证】肾阳虚。

【立法】温补肾阳。

【处方】

桂枝 10g	赤白芍^(各)15g	炙甘草 10g
煅龙牡^(各)10g	生姜 5g	大枣 5 枚
桑螵蛸 30g	益智仁 10g	川续断 10g
桑寄生 15g	杜仲 10g	

【跟师体会】本患者男性，年高，肾阳不足，故手足凉，遗尿冬季甚。夜尿频多，故宜温肾阳。患者噩梦时作，又加盗汗，故以桂枝加龙骨牡蛎汤，既调和营卫敛汗，又镇心安神；桑螵蛸、益智仁益肾固摄；川续断、杜仲、桑寄生补肾强腰膝。

弟子问

若方中加入乌药、覆盆子、菟丝子等温肾缩尿是否更增疗效？请吾师指教。

印老批注（亲批影印）：

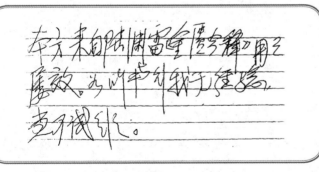

印老批注

本方来自陆渊雷《金匮今释》，用之屡效。当可试行之。

【病例二】患者孙某，男，62 岁。就诊日期 1998 年 12 月 14 日。

患者自汗、盗汗数年，酒后更甚。平素不怕冷。舌苔少，脉细。

【辨证】气虚汗液外泄。

【立法】补气敛汗。

【处方】

黄芪 30g	乌蛇 30g	防风 10g
白术 15g	牡丹皮 15g	栀子 10g
桂枝 10g	煅牡蛎 30g(先下)	白芍 30g
生姜 5g	大枣 5 枚	五味子 10g
山茱萸 9g		

【跟师体会】患者自汗、盗汗皆有，属营卫失和，卫外不固。可以用桂枝汤调和营卫，用玉屏风散补气固表敛汗，以煅牡蛎、五味子、山茱萸助收敛固摄；更加牡丹皮、栀子清血中之热，热不郁于内则不能鼓动阴液外出为汗。

弟子再问

若方中加麻黄根、浮小麦等药有无必要？桂枝汤临床应用很广泛，吾师常以其加减治疗哪些病症？请吾师指教。

印老再批

麻黄根我从不使用。因根叶同株，恐药效难于截然分割也。桂枝汤有人说它五味俱全，是从厨房里出来的。举例说建中汤及金匮伤寒论中桂枝汤类方都是，我是不主张滥用桂枝汤的，但也不少用。

印老批注（亲批影印）：

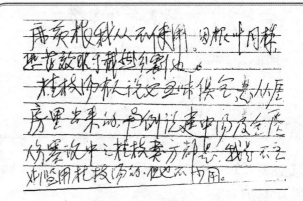

凉膈散治疗外感发热

【病例】患者陈某，女，68岁。就诊日期1998年12月14日。

患者曾发热数日，喘憋。现虽热退，但仍咳嗽，无痰，头晕不眩不痛。大便干结，3～4日一行。热蒸汗出、纳差、心烦。舌苔微黄腻，脉弦数。

【处方】凉膈散加减。

玄明粉5g^(分冲)　川大黄5g　　栀子10g

连翘20g　　　生甘草10g　　黄芩12g

薄荷3g　　　竹叶10g　　　地骨皮15g

青蒿15g　　　佩兰15g　　　豆豉15g

【跟师体会】凉膈散为《太平惠民和剂局方》中方剂，清膈上实热。本方用芒硝、大黄、炙甘草（调胃承气）荡涤中焦实热，又不致猛泻；黄芩、薄荷、连翘清散上焦实热；再加竹叶清热，白蜜甘缓，使药力在膈间缓缓而下。所以凡膈间有实热，中焦燥实，症见烦躁口渴，目赤头昏，大便秘结，甚则吐血、衄血等服用后更有效。

患者外感后上焦热未尽而见头晕汗出，且中焦实热而见大便数日不解、心烦等症，凉膈散可谓正中病机。印老于方中加入青蒿、地骨皮、佩兰芳香清热，散热化湿；豆豉配栀子解决心烦之症，较之凉膈散更优。

弟子问

若加知母、牡丹皮、生地黄等药有无必要？请吾师指教。

印老批注（亲批影印）：

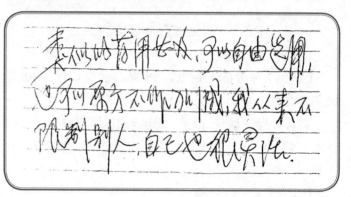

印老批注

  类似的药用甚多，可以自由选用，也可以原方不作加减，我从来不限制别人，自己也很灵活。

白虎加人参汤治疗高热

【病例】患者杨某，男，54岁。

患者无明显诱因出现反复高热9天，体温最高达40℃，服日夜百服宁等解热药体温可降，停药则体温复升，热退时有汗。平素喝水较多，现因胃脘不适不欲饮水。舌尖红，苔微黄，脉细。既往有糖尿病病史，目前血糖控制情况不详。

【处方】白虎加人参汤加减。

生石膏30g（先下）	知母15g	生甘草10g
天花粉15g	西洋参6g（另煎）	生地黄15g
牡丹皮15g	绿豆120g（煎汤代水）	

【跟师体会】患者发热多日，高热伤津，且糖尿病本身也为阴虚燥热之疾，故应在清热的同时注意顾护津液。以白虎汤加人参，清热、益气生津为好。加天花粉生津，生地黄养阴，牡丹皮清血分热，共奏清除热邪、滋养阴液之功。

糖尿病应益气养阴为主，因桂枝白虎汤嫌燥，故不用。若无糖尿病，此方既解表，又清里，去身痛发热等诸症。

弟子问

原有一说，白虎汤对身大热而不恶寒，大汗出，烦躁口渴而能饮水，舌苔黄，脉洪大有力之阳明热证有较好疗效。所谓"四大症"，也不一定俱备，只要抓住病机是肺胃热甚即可。脉细，是阴伤或阳热不太甚的表现。医者心里有数，权衡用药即可。不知体会对否，请吾师指教。

印老批注（亲批影印）：

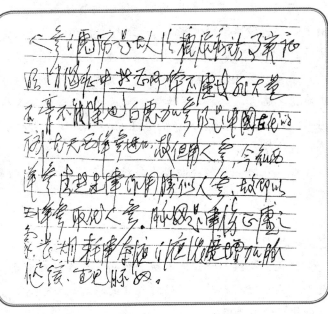

印老批注

人参白虎汤是治疗糖尿病之方，事实证明消渴症中热甚而体不虚者，非大量石膏不能除也。白虎加参汤是中国古代的方剂，古无西洋参进口，故用人参。今知西洋参清热生津作用胜似人参，故即以西洋参取代人参。脉细是津伤正虚之象，长期耗津夺液，血液浓度增加，脉行迟缓，宜见脉细。

葛花解醒汤治疗饮酒过量

葛花解醒香砂仁，二苓参术蔻青陈。

神曲干姜兼泽泻，温中利湿酒伤珍。

【病例】患者金某，男，46岁，韩国人。

患者平素身体可，每遇饮酒后胃脘不适，无恶心、呕吐，无反酸、烧心，平素咽部不适，痰多色白。苔腻微黄，脉弦，掌热。

【立法】解酒和胃。

【处方】

葛花 10g	枳椇子 10g	广木香 6g
砂仁 6g	茯苓 15g	白术 12g
党参 15g	白蔻仁 6g	青陈皮(各)6g
神曲 15g	干姜 6g	泽泻 15g

【跟师体会】葛花甘平醒酒，枳椇子与之相配加强解酒之功。酒为生湿生热之品，停积肠胃须用辛散之品解散。故用砂仁、蔻仁醒脾胃散滞气。神曲能解酒化食，木香、干姜调气温中，青陈皮除湿疏滞，健脾和胃。茯苓、泽泻渗湿利尿使湿热从小便而解。党参、白术补益被酒湿所伤之脾胃，此方为温脾胃、消酒积、利湿热的方剂，对饮酒过度，损伤脾胃所致的呕吐、胸膈痞闷，饮食减少，身体疲倦等皆有效。

此病人之症状经服印老方后缓解，不多饮酒时平如常人。

弟子问

葛花、枳椇子对饮酒有醒酒作用（减少酒精中毒），是否对常年饮酒的人（酒精对人体的损害已出现者）仍有好处？请吾师指教。

印老批注（亲批影印）：

> 一法。旧说有活气用，通经饮一用，接今日之说简直有害机，无一利。葛花、枳棋子的解酒，一般只在醉酒后的醒酒一点作用，至于酒精中毒肝，胃能起多大作用，实甚难说。不过它既能解酩酊大醉，对酒精中毒当亦能起一定作用，故本人亦常用之，只怡乡曾治一病咳喘痰多水样，前医小青龙甚合病机，然不惟不见效反有加重，我即在原方中加入葛花三钱，病即霍然。是偶合还是葛花之作用，余亦茫然，不过可备一说耳。

当归四逆汤治疗半身浮肿

【病例】患者姚某，女，40 岁。就诊日期 1998 年 10 月 15 日。

患者近半年来浮肿，体重增长 7～8 斤。浮肿以身体右侧为甚。平素腰痛，月经量少。心脏听诊心搏有"间歇"。苔黄，脉细。

【处方】当归四逆汤加味。

当归 30g	柴胡 10g	赤芍 30g
枳壳 10g	川芎 15g	桂枝 10g
细辛 3g	生甘草 10g	木通 10g
桃仁 12g	土鳖虫 12g	桔梗 10g
红花 10g	牛膝 10g	泽兰 15g
冬瓜皮 30g		

【跟师体会】《伤寒论》中张仲景用四逆散方，治疗平素阳气闭郁不达四末而出现的手足厥寒等症。在四逆散的基础上加当归，取其补血通脉又畅达气机。当归四逆汤中桂枝、芍药、细辛既表散寒邪又温经通脉、补益

印老批注

酒，旧说有活血气、通经络之用。按今日之论，简直有百害而无一利。葛花、枳椇子的解酒，一般只在醉酒后的醒酒有一点作用，至于酒精中毒肝、胃能起多大作用，实甚难说。不过它既能解酩酊大醉，对酒精中毒当亦能起一定作用，故本人亦常用之。在家乡曾治一病(人) 咳喘，痰多水样，前医用小青龙甚合病机，然不惟不见效反有加重，我即在原方中加入葛花三钱，病即霍然。是偶合还是葛花之作用，余亦茫然，不过可备一说耳。

气血、木通通利血脉关节。印老又加桃红、土鳖虫、泽兰、冬瓜皮既活血又行水，对于气机不调、血虚脉弱、肢体肿胀等症有效。

～ 弟子问 ～

四逆散（柴胡甘草枳实白芍）是治阳症热厥，而当归四逆汤（当归桂枝芍药细辛甘草木通大枣）是治疗阴厥。四逆散症无真寒，而是阳气闭郁之厥。当归四逆症往往血虚有寒，络脉不通。此人主要表现为身肿，似无上两方之"主症"，是否考虑这样配伍用药，使气畅血调、身肿自消呢？请吾师指教。

印老批注（亲批影印）：

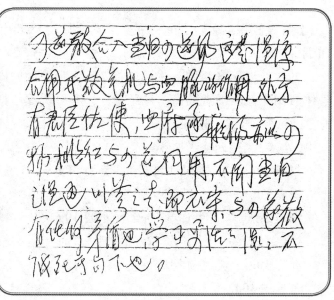

印老批注

四逆散合入当归四逆汤，这是温凉合用开散气机与血脉的作用。处方有君臣佐使，血府逐瘀汤亦以四物桃红与四逆通用，不闻当归之温通，川芎之走而不守，与四逆散有任何矛盾也。学习更活活泼泼，不能死于句下也。

四妙勇安汤合鸡鸣散加减治疗下焦寒湿症

【病例】患者田某，男，39岁。

患者五年以来常感右腿发凉，以前夏季气候炎热时节凉感缓解，近一年来，右腿凉甚。且今年盛夏时节仍觉右腿发凉喜暖，伴足趾时麻，右膝酸痛。平素易便溏，舌红苔白腻，脉沉细。右足背动脉搏动甚弱，右足踇趾内侧破溃且见分泌物，拟行双下肢多普勒超声检查以了解双下肢血管情况。

【立法】燥湿泄浊，化瘀通络。

【处方】

金银花 20g	生甘草 12g	玄参 15g
当归 30g	鸡血藤 30g	鹿角胶 10g
皂角刺 30g	紫花地丁 30g	牛膝 12g
木瓜 15g	生薏苡仁 30g	槟榔 15g
紫苏叶 10g	黄连 6g	吴茱萸 10g
生姜 5g	黄柏 15g	苍术 15g

【跟师体会】此方前四味药为四妙勇安汤，此方本用来治疗"脱疽"，证属热毒炽盛，症见患肢暗红微肿灼热，溃烂腐臭，疼痛剧烈，或见发热口渴，舌红脉数者，现代常用于治疗热毒性血栓、闭塞性脉管炎，证属热毒炽盛者。另外，紫苏叶、吴茱萸、生姜、木瓜、槟榔为鸡鸣散，原用于治疗寒湿着于下焦之证。苍术、黄柏、牛膝、薏苡仁为四妙散，本用来治疗湿热下注证。印老将三者合方，主要用于治疗辨证属湿浊下注，寒热不甚者。又加鸡血藤、鹿角胶、皂角刺、紫花地丁，共奏化湿除浊、行气活血、舒筋活络之效。

印老批注

血不荣于肢末，故见肢冷，肢冷由阳郁于内而发者，有四逆散。挟血瘀者，血府逐瘀汤。有寒邪存内，阳气不荣四末者，有四逆汤。四逆汤加附子为温肾通阳之用。夹血瘀属阴厥，阳郁于内者为阳厥，阳厥可见内烦诸症。故必须四逆散通理气血即肢厥乃已。血府逐瘀有四逆散作为基础，故也能治阳厥。有血载气行血行则肢厥乃已。

脉管炎一称脱疽，趺阳脉弱为据。舍此则非脱疽也。那个病人趺阳脉亦微弱，但西医未诊为脉管炎，肤端跗趾亦凉。我未即诊为脱疽。但用四妙勇安汤合鸡鸣散等对温通气（血），祛下焦寒湿对通行气血有利，情况如何不详矣！

~ 弟子问 ~

若患者不是脉管炎，是否应加重祛下焦寒湿之品以改善腿凉之症？而若是脉管炎是否不必多用祛寒湿之剂而加强活血通络之药力？此想法对否？请吾师指教。

印老批注（亲批影印）：

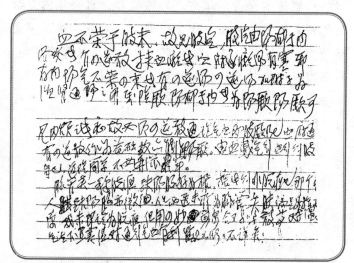

中药是方剂构成的基础，方剂的效用是方中药物功效的集合。由于单味药的功效各有所长，集其所长，避其所短，恰当配伍方能增强疗效，或扩大治疗的适应证。正所谓"方之既成，能使药各全其性，亦能使药各失其性。"在选药时要全面考虑药物的炮制、功效、不良反应及配伍忌宜，取得相得益彰的效果。所以，对于医者来说，用药如用兵，熟悉药物的归经、四气五味、升降沉浮及药物间的相互作用，是临床医师必须掌握的技能。印教授师承家学，医海征帆数十年，不断摸索和创新，对很多中药的运用均有独到之处，有些药品已在前几章交代，本章撷取部分印老临床常用药如：桔梗、紫菀、鱼腥草、山豆根、当归、柴胡、五味子、大黄、附子、乌蛇等，进行补充阐释。

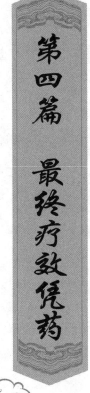

第四篇　最终疗效凭药

重用当归治疗下肢静脉血栓

当归：味甘、辛、微苦，性温，归肝、心、脾经。功效：补血调经、活血止痛、润肠通便。《神农本草经》记载当归"主妇人漏下绝子，诸恶疮疡，金疮"，《本草纲目》记载当归"治头痛，心腹诸痛，润肠胃、筋骨、皮肤，治痈疽，排脓止痛，和血补血"。

1. *血虚血瘀诸症* 月经不调，闭经，痛经：当归善补血、和血，调冲、任、带三脉。与熟地黄、赤芍、川芎、红花、桃仁、茜草、香附等同用治疗气血凝滞所致的闭经；与白芍、香附、延胡索、川楝子同用治疗痛经及瘀血诸痛；与生地黄、白芍、白术、阿胶珠、棕榈炭同用治疗月经过多、崩漏等症。另外，当归为补血圣药，若气血两虚，常配黄芪，如当归补血汤，用于血虚、气血不足等症。

2. *瘀血阻络* 外伤，痛疽，疮疡：本品与乳香、没药、桃仁、红花等同用，活血止痛、散瘀消肿，治疗各种瘀血疼痛，对外伤、跌打损伤、手术后瘀血诸症，常选复元活血汤。下部瘀血，配大黄、牛膝；上部瘀血配川芎、苏木、桔梗；四肢病症配桂枝、桑枝、路路通、丝瓜络；与金银花、赤芍、天花粉、皂角刺等解毒消痛药同用，治疗疮疡初期肿胀疼痛，如仙方活命饮；与金银花、玄参、甘草同用，治疗脱疽，如四妙勇安汤。

3. *血虚肠燥便秘* 遇年老、久病、产后失血，辨证属于血虚阴亏、津液不足、肠燥便秘者，当归与麻仁、生地黄、熟地黄、桃仁、郁李仁、瓜蒌仁、青皮等同用。

病案举例：患者白某，女，46岁。

患下肢静脉栓塞，腿肿按之凹陷不起，颜面也时有浮肿，下肢沉胀，舌少苔、脉律不整。印老认为"静脉为络，动脉为脉"，此人宜活血通络，方药如下：

当归 60g	鸡血藤 30g	黄柏 15g
苍术 12g	生薏苡仁 30g	牛膝 10g
紫花地丁 30g	皂角刺 30g	丝瓜络 10g
红花 9g		

观其方重用当归 60g（患者为北方人，用药量较南方人可大）为取效的要药之一。当归味甘、辛，性温，活血止痛，可用于经络不通及各种瘀滞作痛之症。配以鸡血藤行血而舒筋活络。皂角刺活血而兼消肿托毒之功，其辛散温通，性较锐利，《本草经疏》谓其锐利能直达病所，为治痈疽、疔肿未溃之药。

患者病在下肢，中医学认为下焦湿邪壅阻故见腿肿，闭久化热，则患肢皮肤为暗红色，局部皮温高于对侧，故以清利下焦湿热之四妙散（黄柏、苍术、牛膝、生薏苡仁）配合活血药使湿祛瘀除。丝瓜络为通利经络之要药，紫花地丁清热解毒消炎散结。

经过治疗，此患者疗效满意，下肢浮肿大减。印老重用当归活血通络，用量达 60g 之多，患者无任何不适，由此见识了印老用药之魄力，可谓"艺高人胆大"。曾问道，当归性温，现为天气渐热之季，用药量大恐其温热之性乎？印老答曰："有病来挡，药中病所。"又问"当归性润能滑肠通便，大量用时患者大便稀泻之事多吗？"答曰"无事"。我心中已落实，以后只要认准症，便可放心大胆用药。

印老批注（亲批影印）：

> 蒙师讲予往绍此即学生秦剑鉴师范亦可教医矣当归6g
> 此吾创制乃予研学借他山之玉也。文化大革命中研院验方有云。

印老批注

寻师，主要学经验也。若学书本，则文科师范亦可教医矣。当归 60g 非吾创制，乃学习而借他山之玉也，文化大革命中研院验方有云。

201

柴胡、五味子抑制大肠埃希菌

1. **柴胡** 味苦、辛，性微寒，归肝、胆经。功效：和解少阳，疏肝解郁，升举阳气。

（1）少阳表证：本品善于祛邪解表退热，对于外感表证发热，无论风寒、风热，皆可配伍使用。其为治疗少阳证之要药，治疗寒热往来、胸胁苦满、口苦咽干、目眩，常与黄芩等配合使用，随证加减。

（2）肝郁气滞证：本品善调达肝气，用于治疗肝失疏泄、气机郁阻所致的胸胁或少腹胀痛，情志抑郁及妇女月经失调、痛经属于肝郁气滞者。《滇南本草》记载：柴胡"退六经邪热往来，除肝家邪热、行肝经逆结之气"。

（3）气虚下陷，脏器脱垂：本品能升举脾胃清阳之气，治疗中气不足、气虚下陷所致的脘腹重坠作胀、食少倦怠、久泻脱肛、子宫下垂等，常配合黄芪、人参、升麻使用。

（4）印老治疗大肠埃希菌造成的"泌感"，柴胡用量达30g，《神农本草经》记载：柴胡"主心腹肠胃结气，饮食积聚，寒热邪气，推陈致新。"

2. **五味子** 味酸、甘，性温，归肺、心、肾经。功效：收敛固涩，益气生津，补肾宁心。

（1）自汗、盗汗：五味子既有酸收止汗作用，又可养心滋肾，常与麻黄根、煅牡蛎等同用治疗阳虚自汗与阴虚盗汗之症。

（2）津伤口渴、消渴：本品甘以益气，酸能生津，滋肝肾之阴，生脾胃之津，收敛耗散之气，治疗阴津不足所致的口渴引饮症，配合太子参、麦冬、玄参、乌梅等；对于糖尿病证属肾阴虚消渴者，可配合六味地黄汤等进行治疗。

（3）大便溏泻：因脾肾阳虚而致的大便溏泻，常以五味子配党参、吴茱萸、补骨脂、肉豆蔻、炒白术、茯苓、炮姜等以温肾健脾涩肠。

（4）心悸、失眠：可用五味子收养心气而安神，常配合柏子仁、远志、珍珠母、首乌藤等治疗心气不足所致的心悸、失眠等症。

（5）部分患者以"腰痛、尿频"为主诉就诊印老处，西医确诊为肾盂肾炎，若临床表现为膀胱湿热者，印老以清利膀胱湿热为法，以八正散合柴胡、五味子进行治疗。

通草、车前子、萹蓄、熟大黄、滑石、生甘草（八正散中之数味药物）、黄柏、石韦、冬葵子、牛膝皆为清利下焦湿热之品。现代医学报道，柴胡、五味子两药合用能抑制大肠埃希菌，印老常以"柴胡30g，五味子10g"治疗泌尿系感染。

以往有"柴胡劫肝阴"之说，很多人柴胡用6～9g，而此患柴胡用量30g之多，医理为"有是病用是药"。

可见印老选方既有中医的理、法、方、药之精华，又不拘泥于古方，再加上自己的独特见解，将现代医学中的科学依据为己所用，使中医学得以发扬光大。

印老批注（亲批影印）：

> 柴胡五味亦非我之首创，这是从四川传来学而用之有效则反复用则经验属我矣！说中医为经验医亦无不可！因理之所无，事之竟有焉。

印老批注

柴胡、五味子亦非我之首创，这是从四川传来学而用之有效则反复用，则经验属我矣！说中医为经验医亦无不可！因理之所无，事之竟有焉。

大黄、附子配用治疗慢性肾衰竭

【病例一】患者尹某，女，56 岁。

西医诊断为肾盂肾炎尿毒症。症见浮肿、少尿、易"外感"，平素手足易凉、恶心。舌苔黄，脉弦细。

【处方】

大腹皮子^(各)15g	紫苏叶 9g	茯苓 30g
椒目 10g	葶苈子 10g	赤小豆 30g
泽泻 30g	冬瓜皮 30g	熟附子 30g
川大黄 30g	乌蛇 30g	黄芪 30g
益母草 30g	泽兰 15g	赤芍 30g
丹参 30g	土鳖虫 12g	党参 15g
紫菀 10g	桔梗 10g	

【方解】方中紫苏叶芳香化湿健胃，可缓解恶心之症；大腹皮子、茯苓、椒目、葶苈子、赤小豆、泽泻、冬瓜皮利湿消肿；黄芪、乌蛇补气，祛湿，通经络；益母草、泽兰、赤芍、丹参、土鳖虫理血化瘀，因病久入络需用血分药；党参益气健脾又能使血红蛋白增高；紫菀、桔梗开肺气，气行则水行、血畅。最妙为：川大黄 30g 患者不泻，大便日 1 行或 2 行；熟附子 30g 无温燥之弊，患者仍手凉、畏寒。川大黄与附子相配用于尿毒症效应满意。

【病例二】患者曾某，男，79 岁。

患者患高血压病多年，近期检查发现肾衰竭。目前症见尿少、乏力、食欲差，苔少、舌暗，脉弦细。

【处方】

川大黄 30g	熟附子 30g	当归 15g
赤芍 24g	川芎 12g	丹参 24g

川续断 10g　　　杜仲 10g

患者服药大便日 1 行或 2 行，爽而不泻，感觉良好，印老除用大黄、附子各 30g 外，主要给予理血强腰益肾之品，对老年人可谓最适宜。

【跟师体会】川大黄用量之大，令人瞠目，真可谓"艺高人胆大"！以上两例患者用药后无任何不适，随吾师临诊，吾既长了见识，也长了胆量。

弟子一问

例一患者有怕冷、手凉症，但其舌苔黄厚腻，用熟附子到什么程度即可减量或停用，久用会不会助热而不利于黄腻苔的消退？

印老批注（亲批影印）：

弟子二问

例二患者其症为寒，其舌象为热（湿热），是先用附子温阳，还是先用清热化湿之品清退湿热，或两者兼顾为好？

印老批注

大黄配附子则苦寒通泻可缓，附子配大黄则温热之性已衰，此制剂之有反佐也。金匮有大黄附子细辛汤之设，孰谓不然！尿毒症一直是不治之症，大黄附子各 30g 浓煎灌肠是外地传来的方剂，我用后有的能取效，但苦其取效甚缓，故改用汤剂，用后病人既不泻，也不烦热，平稳中有进步，故现沿用至今，绝症有一线生机，当紧抓不放总结提高！

印老批注

坏病已无辨证余地，辨病可矣！尿毒症已登峰造极，经过我治过的病人不下30人，用补用清均无一效，用温药下之，这是逼出来的，"辨证"哪有这样的"症"可凭？挺而走险，也是本人尽了努力，温之不热，下之不泄，这究竟是什么道理，应进一步研究。

印老批注（亲批影印）：

坏病已无辨证余地，辨病矣！尿毒症已登峰造极，经过我治过的不下30人，用补用清无一效，用温药下之，这是逼出来的。"辨证"那有这样的症可凭？挺而走险也算本人尽了努力，温之不热，下之不泄，这究竟是什么道理，应进一步研究。

橘子一身皆入药

橘子既为鲜美可口的水果，且一身皆可入药。印老根据不同情况常选择应用。

1. 陈皮　即橘皮，功能理气健脾，燥湿化痰，用于脘腹胀满，纳食不佳等症。与厚朴、木香、枳壳等配伍，主要解决脾胃不和、气滞胀满等；与党参、黄芪、白术等配伍能健脾益气补虚、补而不滞。另外痰湿内蕴、胸膈满闷、咳嗽痰多等皆可用其配于方中。

2. 橘络　功能通络，印老以其配于方中，用以疏通经络，如冠心病胸痛者，配橘络3g，络通则痛可止。另外本品尚可化痰，适用于痰滞经络，咳嗽，胸胁作痛等症。

3. 橘核　功能理气、散结、止痛，印老用其治疝痛诸症，并用炒橘核15g（打碎）为好。

4. 橘叶　功能疏肝行气，印老对肝郁不疏，肝气犯胃而胃脘疼痛者常以橘叶、佛手、绿萼梅、代代花配合主方应用，使肝气调畅，诸症解除。书中提到橘叶能消肿散结，可用于乳痈肿痛，乳房内结块等。

5.化橘红　为柚的果皮,功能散寒理气、燥湿化痰、消食宽中,故风寒咳嗽、痰多气逆,食积伤酒等皆可选用。

印老批注(亲批影印):

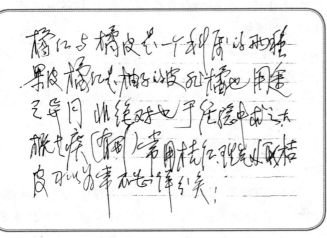

印老批注

橘皮与橘红是一个科属的两种果皮,橘红是柚子的皮。然橘皮,用途之异同非绝对也,与经验中求之。大概祛痰(有形)常用橘红,理气多取橘皮,习以为常,不必详分矣!

印老对活血药的运用

印老在临床上对西医诊断为外伤瘀血、脑血管病、慢性肝炎、肝硬化、慢性肾炎合并肾衰竭、糖尿病、静脉炎症、静脉血栓、静脉曲张等的疾病及中医诊断为胸痹、痹证、中风后遗症等疾病,皆主以活血或配以活血之品调治,常用下列药物。

1.丹参、川芎、当归、生地黄、赤芍等以养血活血为特点的中药。

2.将"自然铜、续断、骨碎补等"配入复原活血汤中起活血化瘀、接筋续骨的作用,用于外伤瘀血,甚至伤筋动骨者。

3.土鳖虫、水蛭、穿山甲类动物药中有理血化瘀作用的药物，尤其适用于久瘀。

水蛭功能破血祛瘀，通络消痈，一般用于血滞经闭、癥积、跌打损伤、久瘀等。印老在治疗癫痫、漏下（月经淋漓不断）、闭经等用抵当汤时用水蛭12~15g，另外对一些慢性顽固性疾病，如慢性肝炎肝硬化、脾大、慢性肾衰竭，一些脑血管疾病等在方中多加水蛭、土鳖虫消瘀通络。

> **温故而知新**
>
> 《本经》对水蛭的论述为"逐恶血，瘀血，目闭，破血癥积聚，利水道。"
>
> 《本草衍义》载"治折伤坠扑蓄血"。

现代研究认为水蛭鲜体的唾液腺中含有一种抗血凝物质，称之为水蛭素，此外，含有肝素、抗血栓素等。也有报道记载，水蛭可降低血小板数量，具有抗凝作用。

弟子问

有以水蛭粉冲服者，（焙焦，研末）不知这种方法利弊如何？请吾师指教。

印老口述

水蛭粉的用法不多，多以其入药煎服。协和医院曾有用水蛭12g（生用）。

印老口述（影印）：

> 印老口述：水蛭粉的用法不多，多以其入药煎服。
> 协和医院曾有用水蛭12g（生用）。

4.在治疗"肝硬化脾大"时，用"三棱、莪术"配合青皮等活血消癥。

另外，泽兰既理血、又利水；茺蔚子活血、调经、利尿；鸡血藤活血通络。桃仁、红花为常用活血药，在复原活血汤、血府逐瘀汤等方剂中常用；五灵脂、乳香、没药，在身痛逐瘀汤中应用，花蕊石可以"化瘀血为水"等。

目前很多疾病的某一阶段均有"以理血为主治疗"或"以活血化瘀加其他药物治疗"的，活血药的应用越来越广泛。

印老常用单味药的学习体会

在印老身旁侍诊，常能体会其用药独具特色，以下记载笔者在跟师学习中对单味药的体会。

1. 芦荟　味苦，性寒，归肝、胃、大肠经。

（1）杀虫疗疳：治疗虫积腹痛、疳积、低热、热结便秘。

（2）泻下通便：芦荟既能泻下通便，又能清肝火，除烦热，治疗平素心、肝火旺，头晕头痛，烦躁失眠，兼见热结便秘者。

温故而知新

《开宝本草》记载，芦荟"主热风烦闷，胸膈间热气，明目镇心，小儿癫痫惊风，疗五疳，杀三虫及痔病疮瘘。"

印老认为：此药为药中"苦味之最"（紫色晶状品，液汁结成一般为百合科库拉索芦荟，好望角芦荟草叶茎切断流出的液汁经浓缩制成，药源靠进口，较贵）本品书上常提其可泻热通便，兼可杀虫、凉肝，杀虫是指驱蛔或外用杀虫之功。而印老用其抑、杀幽门螺杆菌，用药时因其甚苦，可用米纸、馒头皮等包吞。量为 2g 者未有腹泻，曾有用 8g 者腹泻 5 ～ 7 次 / 日，用多大量既有效又不致过于腹泻需要长时间摸索。

印老批注

幽门螺杆菌是近年发现的。据传唯苦味药能灭之。芦荟，药中之最苦者，故试用之，并可杀虫，对幽门螺杆菌或可有效。

印老批注（亲批影印）：

2. 土鳖虫　味咸，性寒，归肝经。功效：破血逐瘀，续筋接骨。

温故而知新

《神农本草经》记载：土鳖虫"主血积癥瘕，破坚，下血闭。"《本草纲目》记载："行产后血积，折伤瘀血。"印老遇下述情况常用本品。

（1）血瘀闭经，腹满、肌肤甲错、瘀血疼痛，积聚痞块：常配伍大黄、桃仁、水蛭等。

（2）跌打损伤，瘀肿疼痛：本品能活血消肿止痛，常与自然铜、骨碎补、三七等合用以搜剔瘀血、强筋续骨疗伤。

3. 自然铜　味辛，性平，归肝经。功效：散瘀止痛，接骨疗伤。跌打损伤，瘀肿疼痛：本品能活血散瘀，续筋接骨，为伤科要药。

《开宝本草》记载：自然铜"疗折伤，散血止痛，破积聚。"

在理血诸方中常见印老选用自然铜 15g^{（先下）}左右。

弟子问

在数十种活血化瘀药中为什么常用此药，待印老指教。

印老批注（亲批影印）：

印老批注

自然铜主要续骨理伤！余病不用。

4.泽兰　味苦、甘、辛，性微温，归肝、脾经。功效：活血调经，祛瘀消肿，利水消肿。

温故而知新
《本草纲目》记载："泽兰走血分，故能治水肿，破瘀血，消癥瘕，为妇人要药。"

（1）水肿，腹水：本品既能活血祛瘀，又能利水消肿，对于瘀血阻滞、水瘀互阻之水肿尤为适宜。

（2）痛经、腰膝疼痛：本品行血通经，行而不峻，善活血调经，常配伍当归、川芎、香附等。对血瘀兼有血虚者，常与当归、白芍等配伍；因泽兰配牛膝利腰膝间死血，对瘀血腰痛可配合相应汤剂治疗。

（3）疮痈肿毒：本品能活血祛瘀、消肿止痛，治疗瘀肿疼痛。

5. 益母草　味辛、苦，性微寒，归心、肝、膀胱经。功效：活血调经，利水消肿，清热解毒。

（1）血滞经闭、痛经、经行不畅、瘀滞腹痛：本品为妇科常用之品，可随证选用，常与生地黄、白芍、当归、川芎等药配伍使用。

（2）水肿，小便不利：本品既能利水消肿，又能活血化瘀。治疗水瘀互阻的水肿，常配伍泽兰、白茅根等；治疗肾虚气化不利之小便少、水肿，可配伍茯苓皮、冬瓜皮、车前子、泽兰等。

（3）皮肤瘾疹：本品能清热解毒，治疗皮肤瘾疹。

附：茺蔚子

茺蔚子为益母草子，作用与益母草相似，但兼能明目益精，常用于肝热而致的目赤肿痛、眩晕、头痛、心烦等症。

～弟子问～

印老多用茺蔚子而较少用益母草，是否因为全草体积大，用果实煎药时更方便？

印老批注（亲批影印）：

印老批注

且少杂质。

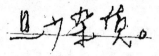

6. 天花粉　味甘、微苦，性微寒，归肝、胃经。功效：清热泻火，生津止渴，消肿排脓。

> **温故而知新**
>
> 《神农本草经》记载：天花粉"主消渴，身热，烦满大热，补虚，安中。"

（1）热病津伤烦渴：天花粉能清肺胃二经实热，常配伍麦冬、芦根、玉竹、生地黄、元参等治疗热病烦渴。本品既能清热生津润燥，又能活血，印老遇有瘀血证兼口干等燥象或需清热润燥又要兼顾瘀象者用此药可以一举两得。

（2）内热消渴：本品善清胃热，养胃阴，生津止渴，常配伍生地黄、山药、五味子、牡丹皮、知母等治疗消渴之证。

（3）肺热燥咳：本品既能泻火以清肺热，又能生津以润肺燥，治疗干咳少痰、痰中带血等肺热燥咳证。

（4）疮疡肿毒：本品既能清热泻火以解毒，又能消肿排脓以疗疮。用于疮疡初起，热毒炽盛，常与金银花、穿山甲等同用。

7. 威灵仙 味辛、咸，性温，归膀胱经。功效：祛风湿，通络止痛，消骨鲠。

（1）风湿痹证：本品辛散温通，善走，通行十二经，既能祛风湿，又能通经络而止痛，为治疗风湿痹痛的要药。凡风湿痹痛，肢体麻木，筋脉拘挛，屈伸不利，无论上下皆可应用。威灵仙尤适宜治疗风邪偏盛，拘挛掣痛，或风寒湿留滞于经络，痹痛病位在太阳经者。常与羌活、独活、桑寄生、桂枝、续断、当归、红花、防己、薏苡仁、炙穿山甲、制附子等同用。

（2）各种疼痛、坚结：本品有宣通经络止痛之功，可治疗跌打损伤、头痛、牙痛、胃脘痛等，此外，其味咸，能软坚，并可以消痰逐饮，可配用苍术、白术、三棱、莪术、牡蛎、郁金、丹参等治疗癥瘕积块等。

> **温故而知新**
>
> 《本草汇言》："大抵此剂宣行五脏，通利经络，其性好走，亦可横行直往。追逐风湿邪气，荡除痰涎冷积，神功特奏。"
>
> 《药品化义》："灵仙，其性猛，善走而不守，宣通十二经络。主治风、湿、痰壅滞经络中，造成痛风走注，骨节疼痛，或肿，或麻木。"

∽弟子问∾

印老在黄柏苍术汤中常用本品，并告谓吾"此药善治肩背处疼痛"。故若患强直性脊柱炎者用此则更适宜，然否？当然不仅限于此。

印老批注（亲批影印）：

印老批注

可用，但非正用。

8.乌蛇　味甘，性平，归肝经。功效：祛风，通络，止痉。印老主要用此药治疗以下病症。

（1）风湿顽痹：本品性走窜，能搜风邪，透关节，通经络，常用于风湿痹证，尤适宜于顽痹，日久不能愈者。

（2）过敏或变态反应性疾病：本品善祛风而能止痒，配白附子、白芷等，用以治疗过敏或变态反应性疾病属于内外风毒壅滞造成的瘙痒等；此外，本品尤以善治病久邪深者为其特点，可治瘰疬、恶疮。

温故而知新

《开宝本草》："主诸风瘙瘾疹,疥癣,皮肤不仁,顽痹诸风。"

《本草纲目》："功与白花蛇(及蕲蛇)同而性善无毒。"

类风湿关节炎的数名患者均用此药,且印老用30g,曾有患者恐其"有小毒,多用不良。"印老谓:放心服用无妨。另外有皮肤病者,印老也常选用之。

印老批注(亲批影印):

9.椿白皮　味苦、涩,性寒,归大肠、肝经。功效:清热燥湿,收敛止带,止泻,止血。

(1)赤白带下:本品入大肠经,苦可燥湿,寒以清热,涩能收敛,既可清热燥湿,又能收敛止血,为止带之常用药物。治疗湿热下注、带脉失约而致的赤白带下、黄带有味者,常与黄柏等同用。

(2)湿热泻痢:本品入大肠经能收涩止泻,清热燥湿,治疗湿热泻痢,常与地榆等同用。

(3)痔出血:本品入肝经血分,善能收敛止血。因其性寒,用于血热痔疮出血者,可与侧柏叶、升麻、白芍等同用。

10.礞石　味咸,性平,归肺、肝经。功效:坠痰下气,平肝镇惊。

(1)癫狂,惊痫,失眠:本品既能攻消痰积,又能

印老批注

乌蛇治类风湿。我是从参观中发现三蛇酒中均为有毒之蛇,我想用无毒蛇,岂非更好,故用,且有效。有类风湿卧床不起者,服药半年痊愈。

平肝镇惊，为治疗惊痫之要药。治热痰壅塞引起的惊风抽搐、痰火扰心诸症，成药可用礞石滚痰丸。

（2）气逆咳喘：本品质重性烈，功专坠降，味咸软坚，善消痰化气，以治疗顽痰、老痰胶固之证，症见咳喘痰壅难咳，大便秘结者，常配伍黄芩、大黄。

> **温故而知新**
>
> 《嘉佑本草》："治食积不消，留滞在脏腑，食积痞块久不差。"
>
> 《本草备要》："能平肝下气，为治惊利痰之圣药。"

本品重坠性猛，非痰热内结不化之实证不宜使用。

11. **海浮石**　味咸，性寒，归肺、肾经。功效：清肺化痰，软坚散结，利尿通淋。

（1）痰热咳喘：本品寒能清肺降火，咸能软坚化痰。治疗痰热壅肺，咳喘咳痰黄稠者，常配伍瓜蒌、贝母、胆南星等；治疗肝火灼肺、久咳痰中带血者，常配伍黛蛤散、栀子、瓜蒌等以泻肝清肺、化痰止血。

（2）瘰疬、瘿瘤：本品能软坚散结，清化痰火，常配伍牡蛎、贝母、海藻等使用。

> **温故而知新**
>
> 《本草纲目》引朱震亨："海石，治老痰结块，咸能软坚也。"
>
> 《本草纲目》："消瘿瘤结核疝气，下气，消疮肿。""浮石，入肺除上焦痰热，止咳嗽而软坚，清其上源，故又治诸淋。"

印老用此药于痰热咳嗽、咳痰稠黏不易出者，或用于坚积之证，常用量为18g。

印老批注（亲批影印）：

濒湖石软坚清痰颇性，非等闲之痰，所谓老痰实即痰块之素，咯血方中用之，亦表示去其瘀结使血畅其流不致瘀阻而溢

12. 川芎　味辛，性温，归肝、胆、心包经。功效：行气活血，祛风止痛，开郁调肝。

温故而知新

《神农本草经》记载川芎"主中风入脑头痛、寒痹，筋脉缓急，金疮，妇人血闭无子。"《本草汇言》记载"川芎，上行头目，下调经水，中开郁结，血中气药……"

（1）气滞血瘀诸证：本品既能活血化瘀，又能行气止痛，辛散解郁，为"血中之气药"，用于治疗各种气滞血瘀导致的胸闷、胁痛、头胀痛等症，常配合香附、柴胡、白芍、当归、枳壳等；另川芎善"下调经水，中开郁结"，为妇科要药，能活血调经，常可随证与当归配合治疗月经失调等症。

（2）头痛：本品辛温升散，能"上行头目"，祛风止痛，为治头痛之要药，因本品能入肝、胆经，故为治疗气滞血瘀，少阳经（头部两侧）或偏头痛的引经药。

一些人认为此药性走窜、上行，恐多用患者不受，川芎用量多为6～9g，印老指出临症需把握准主症，临床观察证实，印老多个处方中川芎用量至15g也无伤无损。

13. 芒硝　味咸、苦，性寒，归胃、大肠经。功效：泻下攻积，润燥软坚，清热消肿。

（1）积滞便秘：本品味咸，能润燥软坚、泻下攻积，且性寒能清热，对实热积滞、大便燥结者尤为适宜。常与大黄相须为用，增强泻下作用，治疗肠燥便秘。

（2）口疮、痈疡肿痛：本品外用有清热消肿作用，配硼砂、冰片等研为细粉，可外用治疗口舌生疮、痈疡肿痛等。

附：玄明粉

芒硝经过风化失去结晶水而成为白色粉末，叫做"玄明粉"。玄明粉的泻下作用较芒硝缓和，治疗作用大致相同，多用于热较轻体较弱者。

温故而知新

《珍珠囊》："其用有三：去实热，一也；涤肠中宿垢，二也；破坚积热块，三也。"

印老批注

芒硝入阴生水是把全身的水分吸入大肠以润滑大便，攻除燥矢不如大黄，化石软坚常用之。

印老批注（亲批影印）：

芒硝入阴生水是把全身的水分吸入大肠以润滑大便，攻除燥矢不如大黄，化石软坚常用之。

14. 炮姜　味苦、涩，性温，归脾、胃经。功效：温经止血，温中止呕。

（1）出血证：本品性温，主入脾经，能温经止血，主治脾胃虚寒，脾不统血之出血病症。临床用以治疗虚寒性吐血、便血，常配伍人参、黄芪等；治疗冲任虚寒、崩漏下血，可配伍乌梅、棕榈等。

（2）腹痛、腹泻：本品性温，善暖脾胃，能温中止痛止泻，适用于虚寒性腹痛、腹泻。若治疗寒凝脘腹痛，常配伍高良姜等。

印老批注（亲批影印）：

炮姜若在上味已变苦无辛味止泻作用较好也能止血温中作用已不大了但热症仍须慎用。

印老批注

炮姜基本上味已变苦，无辛味，止泻作用较好，也能止血，温中的作用已不大了，但热症仍需慎用。

15.伏龙肝（灶心土）　味辛，性温，归脾、胃经。功效：温中止血，止呕，止泻。

（1）出血证：本品性温，能温暖中焦，收摄脾气而止血，为温经止血之要药。对脾气虚寒、不能统血之出血病证，皆可应用，尤其对于吐血、便血的疗效更佳。

（2）脾虚久泄：本品既能温脾暖胃，又能涩肠止泻，主治脾虚久泄，常配伍干姜、白术等。

印老常用本品120g，嘱病人煎汤代水，用其煎煮中药。

温故而知新

《名医别录》："主妇人漏中，吐下血，止咳逆，止血，消痈肿毒气。"

16.赤石脂　味甘、酸，性温，归大肠、胃经。功效：涩肠止泻，收敛止血，敛疮生肌。

（1）久泻、久痢：本品甘温调中，味涩，长于涩肠止泻，尚可止血，为久泻久痢，下痢脓血之常用药。用于治疗下焦不固之泻痢日久、滑脱不禁、脱肛等症，常与禹余粮相须为用。对于慢性肠炎等，在辨证论治的基础上，加用本品可使大便次数减少。

（2）便血、带下：本品味涩能收敛止血，入下焦，治便血、痔出血，常与禹余粮、龙骨、地榆等同用。本品温涩，既可固冲，又可止带，配伍鹿角霜、芡实等药，可用于治疗妇女肾虚带脉失约、日久带下量多者。

17. 禹余粮　味甘、涩，性平，归胃经。功效：涩肠止泻，收敛止血，止带，与赤石脂功效相似。禹余粮性偏寒，赤石脂性温，临床可酌情选择应用。

18. 罂粟壳　对于久泻久痢、脱肛之证此药为"手中王牌"。多有桴鼓之效应，用量可为10g左右，但勿久用。

印老批注（亲批影印）：

罂粟壳乃种很好的收涩药，固涩止泻止痉均甚好，但不大量用和久用，避免成瘾也。

19. 枇杷叶　味苦，性微寒，归肺、胃经。功效：清肺降火，清热化痰，和胃降气。

（1）痰热咳嗽：肺气不降、气郁化热、肺热生痰而致痰热咳嗽、咳逆上气、痰黏稠难出或痰黄、口渴等症。本品清肺降气，气下则火降，火降则痰消。常配伍黄芩、栀子、瓜蒌、杏仁等同用。

（2）胃热呕吐：对于胃气失和，胃热气逆而呕吐热臭酸腐之症，本品具有清热和胃、降气止呕的功效，可配合竹茹、茯苓、生姜、半夏、佩兰等同用。

本品润肺生津，在清燥救肺汤中有之，而印老对胃阴不足之萎缩性胃炎等症也常用之，盖肺可以布津以达全身，故并不局限于肺燥津伤者。

印老批注（亲批影印）：

把此宣肺布津，故肺燥常用，胃阴不足之胃阴
虚亦用之取其使津气游溢也。

印老批注

枇杷叶宣肺布津，故肺燥常用，胃阴不足之胃阴虚亦多用之取其使津气游溢也。

印老常用药对的学习体会

1.薏苡仁——木瓜

（1）薏苡仁：味甘、淡，性凉，归脾、胃、肺经。功效：利水消肿，渗湿，健脾，除痹，清热排脓。印老谓"薏苡仁，补肺而治嗽痰；健脾而治湿热；养肝而治眦伤泪出；益肾而除腰痛湿寒。且薏苡仁利湿而不伤阴，可认为是补脾阴而利湿的药物，用之弊少利多。作为食疗更好。

◎水肿，小便不利：本品淡渗甘补，既利水消肿，又健脾补中。治疗脾虚湿盛之水肿腹胀、小便不利，可配伍茯苓、白术、黄芪等；治疗浮肿，可配伍防己、木瓜、苍术、猪苓等。

◎脾虚泄泻：本品能利湿，健脾止泻。尤宜治疗脾虚湿盛之泄泻，可配伍人参、茯苓、白术等。治疗湿热内蕴之头重、身重、胸闷脘堵等症可配伍杏仁、白蔻仁等。

◎拘挛：薏苡仁能渗湿除痹，能舒筋脉，缓和拘挛。治疗筋脉挛急疼痛者，可配伍木瓜、防风、苍术等。

◎肺痈、肠痈：本品药性偏凉，能清肺肠之热，排脓消痈。治疗胸痛、咳吐脓痰，可配伍苇茎、冬瓜仁、桃仁等；治疗肠痈，可配伍败酱草、牡丹皮、大黄等。

温故而知新

《神农本草经》："主筋急拘挛，不可屈伸，风湿痹，下气。"

《本经》"主筋急拘挛，不可屈伸，久风湿痹下气。"

《别录》"除筋骨中邪气不仁，利肠胃，消水肿，令人能食。"

《药性本草》"治肺痈，肺气积脓血，咳嗽涕唾，上气。"

《本草纲目》"健脾益胃，补肺清热。"

印老批注（亲批影印）：

印老批注

薏仁利湿而不伤阴，可认为是补脾阴而祛湿的药物，先父在日即推重此药，用之弊少利多。作为食疗更好。

（2）木瓜：酸，温，归肝、脾经。功效：利湿理脾，舒筋活络。

◎中焦湿盛证：本品能利湿温脾胃。治疗中焦湿盛所致的吐泻、腹胀，可配伍紫苏、佩兰等。治疗湿邪下所致的两足浮肿胀痛、沉重、麻木等，可配伍茯苓、白术、猪苓等。

◎风湿顽痹，吐泻转筋：本品主治筋病，筋急者能缓，筋缓者能利。临床常用于治疗暑湿伤中、吐泻不止而致的两腿腓肠肌痉挛，与藿香、佩兰、扁豆、党参、白芍、甘草等配伍使用。本品也用于因湿邪侵袭，经络不和导致的关节不利、肿胀沉痛，常与牛膝、当归、川芎、威灵仙、海风藤等配伍使用。白芍治筋病，主要是柔肝缓急而养筋；木瓜治筋病，主要是利湿温肝而舒筋。

温故而知新

《名医别录》："主湿痹邪气，霍乱大吐下，转筋不止。"

【药对解读】生薏苡仁、木瓜功能解痉、舒挛定痛，故印老常常配合用于治疗胃脘痛、两胁痛、腰腿痛、头痛等；另外对于喘证，生薏苡仁、木瓜可配合主方缓解喘憋；对于胃肠痉挛痛者多与芍药甘草汤及钩藤、白蒺藜、珍珠母等同用。木瓜、薏苡仁均能舒筋，但木瓜偏于治疗湿寒所致的筋脉拘急和腿肚转筋，薏苡仁偏于治疗湿热所致的筋脉拘挛、肢体难伸。

2.黄连——吴茱萸

（1）黄连：味苦，性寒，归心、脾、胃、胆、大肠经。功效：清热燥湿，泻火解毒。

◎湿热痞满，呕吐吞酸：本品大苦大寒，清热燥湿之力较强，尤长于清中焦湿热。治湿热阻滞中焦、气机不畅所致脘腹痞满、恶心呕吐，常配伍紫苏叶用，或配伍黄芩、干姜、半夏用；治疗肝火犯胃所致的胁肋胀痛、呕吐吞酸，可配伍吴茱萸。

◎湿热泻痢：本品善去脾胃大肠湿热，为治疗泻痢要药。治疗湿热泻痢，腹痛里急者，可配伍木香，治疗湿热泻痢兼表证发热，可配伍葛根、黄芩等。

◎心烦不寐，血热吐衄：本品具有泻火解毒功效，尤善清泻心经实火，可用于治疗心火亢盛所致烦躁等症。治疗三焦热盛，可配伍黄芩、黄柏、栀子等；治疗热盛伤阴之心烦不寐，可配伍黄芩、白芍、阿胶等；治疗心火亢盛，心肾不交之怔忡不寐，可配合肉桂；治疗邪火内炽，迫血妄行之吐衄，可配伍大黄、黄芩等。

◎目赤牙痛：本品既能清热燥湿，又能泻火解毒治疗目赤肿痛，可配伍淡竹叶；治疗胃火上攻、牙痛等症，可配伍生地黄、升麻、牡丹皮。

◎消渴、消谷善饥：本品善清胃火而可用于治疗胃火炽盛，消谷善饥之消渴证，常配伍黄柏、麦冬等应用，以增强泻火养阴之力；配伍生地黄等，治疗肾阴不足，心胃火旺之消渴。

（2）吴茱萸：味辛、苦，性热，有小毒，归肝、脾、胃、肾经。功效：散寒止痛，降逆止呕，助阳止泻。

◎寒凝疼痛：本品辛散苦泄，性热祛寒，主入肝经，既散肝经之寒邪，又疏肝气之郁滞，为治疗厥阴头痛，寒疝腹痛，肝寒气滞诸痛之主药。配合温经药治疗冲任虚寒，瘀血阻滞之痛经。

◎中焦失和：本品辛散苦泄，性热祛寒，善能散寒止痛，还能疏肝解郁，降逆止呕。常与干姜、甘草同用温肝暖脾，改善脾胃虚寒，治厥气上逆导致的阳明寒呕，如吴茱萸汤；与半夏、生姜等同用，可治外寒内侵、胃失和降之呕吐；本品能制酸止痛并能引热下行，配伍黄连，可治肝郁化火，肝胃不和的胁痛口苦，呕吐吞酸，如左金丸。

◎虚寒泄泻：本品性味辛热，能温肾益脾，助阳止泻，为治疗脾肾阳虚，五更泄泻之常用药。多与补骨脂、肉豆蔻、五味子同用，如四神丸。

【药对解读】黄连配吴茱萸即左金丸，印老观患者胃热之多少常常变换寒性之黄连与热性之吴茱萸的用量比例，"正左金""反左金"或1∶1……变换灵活，得心应手。

3. 鹅不食草——大枣

鹅不食草：味辛，性温，归肺、肝经。功效：发散风寒，通鼻窍，止咳，解毒。

◎风寒感冒鼻塞重者：本品辛散温通，能发散风寒，一般风寒感冒较少选用，因其长于通鼻窍，故主要用于风寒感冒鼻塞、流涕、头痛重者，可与白芷、苍耳子等药配伍。

◎鼻塞不通：本品入肺经，能通肺窍，肺开窍于鼻，故用于治疗鼻渊鼻塞。

温故而知新

《四声本草》："通鼻气，利九窍，吐风痰。"

【药对解读】印老多将此对药同用。因大枣味甘，性温，归脾、胃经。与部分药性峻烈或有毒性的药物同用，有保护胃气、缓和其毒烈药性之效。

4. 龙胆草——大黄

（1）龙胆草：味苦，性寒，归肝、胆经。功效：清热燥湿，泻肝胆火。

◎肝胆湿热，阴肿阴痒，带下黄臭，湿疹瘙痒：本品苦寒，清热燥湿之中，尤善清下焦湿热。治疗下焦湿热所致诸证，可配伍黄柏、泽泻、通草、车前子等。

◎肝火头痛，目赤耳聋，胁痛口苦：本品苦寒沉降，善泻肝胆实火。治上述诸证，可配伍柴胡、黄芩、栀子、赤芍、大黄等。

（2）大黄：味苦，性寒，归脾、胃、大肠、肝、心包经。功效：泻下攻积，清热泻火，凉血解毒，逐瘀通经。

◎积滞便秘：本品有较强的泻下作用，能荡涤肠胃积滞、热结，推陈致新，为治疗积滞便秘之要药，又因其苦寒沉降，善能泻热，故实热便秘尤为适宜。常与芒硝、枳实、厚朴配伍，以增强泻下攻积之力，治疗阳明腑实证，症见五六天或更长时间不大便，腹部胀满，痞硬拒按，舌苔黄厚或黄褐焦黑，脉象有力等。因其属峻烈攻下之品，易伤正气，如非实证，不宜妄用。若里实热结而正气虚者，当与补虚药配伍，以攻补兼施，标本兼顾；若脾阳不足，冷积便秘者，须与附子、干姜等配伍，如温脾汤。

◎血热吐衄，目赤咽痛：本品苦降，既能使上炎之火下泄，又能清热泻火，凉血止血。治疗血热妄行之吐血、衄血、咯血，可配伍黄芩、黄连等。治疗火邪上炎所致的目赤、咽喉肿痛、牙龈肿痛等症，可配伍黄芩、栀子等。本品苦寒，易伤胃气，宜中病即止，脾胃虚弱者慎用。

◎热毒疮疡：本品能清热解毒，并借其泻下通便作用使热毒下泄。治疗热毒痈肿疔疮，可配伍金银花、蒲公英、连翘等；治疗肠痈腹痛，可配伍牡丹皮、桃仁、芒硝等。

◎瘀血诸证：本品具有较好的活血逐瘀通经作用，其性沉降，且善活血祛瘀，既可下瘀血，又可清瘀热，为治疗瘀血证的常用药。治妇女瘀阻腹痛、痛经、闭经，可配伍当归、红花、桃仁、土鳖虫等；治疗跌打损伤、瘀血肿痛，可配伍当归、红花、穿山甲等。

◎湿热泄痢、黄疸、淋证：本品具有泻下通便、导湿热外出之功效，故可治疗湿热蕴结之证。治疗肠道湿热积滞之泄痢，单用或配伍黄芩、黄连、白芍等；治疗湿热黄疸，可配伍茵陈、栀子；治疗湿热淋证，可配伍通草、车前子、栀子等。

> **温故而知新**
>
> 《神农本草经》："下瘀血，血闭寒热，破癥瘕积聚，留饮宿食，荡涤肠胃，推陈致新，通利水谷，调中化食，安和五脏。"

【药对解读】龙胆草小剂量（2g）使用，有刺激胃液分泌、促进食欲增强、帮助消化的作用；但如果用量较大，则苦寒伤胃，反而会引起恶心呕吐、不欲饮食等症。印老常以龙胆草 2g，川大黄 1g 同用，健胃增加食欲。

弟子问

大黄生用力量猛烈，可"破痰实"，通脏腑，降湿浊，用于老痰壅塞、喘逆不得平卧、癫狂惊痫、大便秘结者。酒大黄理论上讲可增强活血行瘀之功，实际情况如何？请吾师指教。

印老批注（亲批影印）：

> 我甚少用酒军，酒为温散之品。酒洗大黄能有一定"反佐"作用，此外我没有体会。

印老批注

我甚少用酒军，酒为温散之品。酒洗大黄能有一定"反佐"作用，此外我没有体会。

5. 鳖甲——炮甲片

（1）鳖甲：味甘、咸，性寒，归肝、肾经。功效：滋阴潜阳，退热除蒸，软坚散结。

◎肝肾阴虚证：本品能滋阴清热，潜阳息风，适用于肝肾阴虚所致阴虚内热、阴虚阳亢、阴虚风动诸证。治疗阴虚内热证，可配伍龟甲、赤芍、生地黄等；治疗温病后期阴液耗伤、阴血亏虚、潮热或夜热早凉者，可配伍牡丹皮、生地黄、青蒿等，如青蒿鳖甲汤，治疗阴虚阳亢之头晕目眩，可配伍生地黄、生牡蛎、菊花等；治疗阴虚风动之手足瘛疭者，可配伍阿胶、生地黄、麦冬等。

◎癥瘕积聚：本品味咸，长于软坚散结，适用于肝脾大，癥瘕积聚。常与活血化瘀、行气化痰、软坚散结药相配伍，如与桃仁、土鳖虫、生牡蛎、大贝母、玄参等品同用。

（2）穿山甲：味咸，性微寒，归肝、胃经。功效：活血消癥，通经，下乳，消肿排脓。

◎各种瘀血症，经闭：本品善于走窜，性专行散，力达全身，既能活血化瘀，又能消癥通络。治疗身体任何部位的不通和疼痛及各种瘀血症，尤其是外伤或手术后瘀血诸症，血瘀经闭，可配伍当归、红花、桃仁等，如复原活血汤、化瘀汤。

◎痹痛：本品性走窜，内达脏腑，外通经络，活血祛瘀力强，能通利经络，透达关节，常配伍其他药物治关节或肢体痹痛、活动不利。

◎产后乳汁不下：本品活血走窜，擅长通经下乳，为治疗产后由于经络阻滞、乳汁不下的要药，临床常与王不留行等同用。治疗气血两虚之乳汁稀少者，可配伍黄芪、党参、当归等补益气血之品；治疗肝郁气滞之乳汁不下、乳房胀痛者，可配伍当归、柴胡、川芎等。

◎痈肿疮毒，瘰疬：本品能活血消痈，消肿排脓，为治疗疮疡肿痛之要药。治疗疮痈初起，可配伍清热解毒、活血消痈之金银花、天花粉、皂角刺等；治疗瘰疬，可配伍夏枯草、生牡蛎、贝母、玄参以软坚、散结、消瘰。

【药对解读】印老常将炙鳖甲 5g，炮甲片 2g 研成

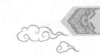

极碎末装入胶囊内让患者服用。对膨胀病晚期患者阴精耗损，坚结较甚者具有软坚及滋阴功效。且这种用法较入汤剂（鳖甲 30g，炮甲片 30g）用量小，节省患者开支。

6.鱼腥草——山豆根

（1）鱼腥草：味辛，性微寒，归肺经。功效：清热解毒，消痈排脓，利尿通淋。

◎肺热咳嗽、肺痈：本品能苦寒泄降，辛以散结，入肺经，善清解肺热。常与山豆根、黄芩等同用治疗肺热咳嗽、痰黄等；又因具有消痈排脓之功，故常与桔梗、芦根、瓜蒌等同用治痰热壅肺之胸痛、咳吐脓血等症。

◎湿热淋证：本品具有清热除湿、利水通淋之功效，善清膀胱湿热。治疗小便淋沥涩痛等症，可配伍车前草、白茅根等。

温故而知新

《本草经疏》："治痰热壅肺，发为肺痈吐脓血之要药。"

（2）山豆根：味苦，性寒，有毒，归肺、胃经。功效：清热解毒，利咽消肿。

◎咽喉肿痛、肺热咳嗽：本品大苦大寒，功善清肺火，解热毒，降火、利咽、消肿，为治疗咽喉肿痛的要药。凡热毒蕴结、火毒上炎之咽喉肿痛、肺热咳嗽者均可使用，可配伍鱼腥草、桔梗、栀子、连翘等。

◎牙龈肿痛：本品苦寒，入胃经，清胃火，故对胃火上炎引起的牙龈肿痛、口舌生疮均可应用，可酌情与石膏、黄连、升麻、牡丹皮等同用。

【印老提示】本品有毒，过量服用易引起呕吐、腹泻、胸闷、心悸等，故用量不宜过大，一般为

10 ～ 15g。脾胃虚寒，大便泄泻者不宜使用。

【药对解读】印老在多年临床实践中验证了此两味药合用具有良好的清热解毒作用。在治疗上呼吸道感染时，以清热剂配合此药对，效果比银翘散或桑菊饮更佳。在治疗鼻咽炎或下呼吸道炎症以及全身其他部位炎症时，在主方基础上加用此药对，有增强"消炎"作用之功效。

印老批注（亲批影印）：

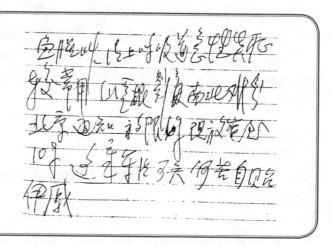

印老批注

鱼腥草治上呼吸道急性炎症较常用，山豆根则因南北难分，北京通知，放限 6g，现放宽至 10g。遵章守法可矣，何苦自贻伊戚。

7. 肉桂——莲子心

（1）肉桂：味辛、甘，性大热，归肾、脾、心、肝经。功效：补火助阳，散寒止痛，温经通脉，引火归元。

◎小便不利，水肿：本品益阳消阴。治疗肾阳虚、命门火衰导致的小便不利、水肿等，可配伍熟地黄、山药、牛膝、山茱萸、茯苓、牡丹皮、泽泻、附子、车前子等。

◎阳痿，宫寒不孕：本品辛甘大热，能助阳，补下焦肾中真火，作用温和、浑厚、持久，为治命门火衰之要药。治疗男子阳痿、精冷，可配伍熟地黄、菟丝子、枸杞子、潼蒺藜、山茱萸、肉苁蓉、巴戟天、茯苓等；治疗女子宫寒不孕，可配伍当归、熟地黄、白芍、川芎、香附、乌药等。

◎泄泻，腹痛，寒疝：本品甘热助阳以补虚，辛热散寒以止痛，善去沉寒。治疗脾肾阳虚、中焦运化失调而致的虚寒性泄泻——大便清稀，甚至完谷不化等症，可配伍党参、白术、茯苓、炮姜、补骨脂、肉豆蔻、五味子等。治疗因寒冷导致的心腹疼痛、少腹冷痛、寒疝等，可配伍高良姜、吴茱萸、小茴香、乌药等。

◎阴疽、闭经、痛经：本品辛散温通，能行气血、运经脉、散寒止痛。治疗阳虚寒凝、血滞痰阻之阴疽，可配伍鹿角胶、炮姜、麻黄等，治疗冲任虚寒、寒凝血滞之经闭、痛经等证，可配伍当归、川芎、小茴香等。

温故而知新

《神农本草经》："主上气咳逆结气，喉痹吐吸，利关节，补中益气。"

《汤液本草》："补命门不足，益火消阴。"

---

(2) 莲子：味甘、涩，性平，归脾、肾、心经。功效：固精止带，补脾止泻，益肾养心。印老主要用于治疗以下病症。

◎脾虚泄泻：本品甘可补脾，涩能止泻，既可补益脾气，又能涩肠止泻。治疗脾虚久泄，可配伍党参、山药、茯苓、白术、薏苡仁等。

◎心悸、失眠：本品甘平，入于心肾，能养心血，益肾气，交通心肾，补益心脾而安神。治疗心肾不交、心脾两虚之虚烦、心悸、失眠，可配伍酸枣仁、茯神、远志、龙眼肉等。

◎遗精滑精：本品味甘而涩，入肾经而能益肾固精，治疗肾虚精关不固之遗精、滑精，可配伍芡实、煅龙骨等。

◎带下：本品既能补脾益肾，又能固涩止带，补涩兼施。治疗脾虚带下，可配伍茯苓、白术等；治疗脾肾两虚之带下清稀、腰膝酸软者，可配伍山茱萸、山药、芡实等。

【药对解读】口腔溃疡属中医"口疮""口糜"范畴。中医学认为外感六淫燥火、内伤脏腑热盛是致病主因。而肾阴不足，虚火上炎是引起迁延难愈的原因。对于复发性口腔溃疡，印老多用此药对，清心祛火，引火归源。若溃疡在舌尖舌侧者，配合导赤散；在颊黏膜者，配合泻黄散。

8. 泽泻——白术

(1) 泽泻：味甘，性寒，归肾、膀胱经。功效：利水消肿，渗湿，泄热。

◎水肿，小便不利，泄泻：本品淡渗，其利水作用较强，治疗水湿停蓄之水肿、小便不利，可配伍茯苓、猪苓、桂枝等；泽泻能利小便而实大便，治疗脾胃虚弱之泄泻，可配伍苍术、陈皮、山药等。

◎头晕：本品利湿，化痰饮，治疗痰饮停聚、清阳不升之头目昏眩，可配伍白术、半夏、天麻等。

◎淋证：本品性寒，既能清膀胱之湿热，又能泄肾经之虚火，下焦湿热者尤为适宜。治疗湿热淋证，可配伍通草、车前子。

温故而知新

《药性论》："主肾虚精自出，治五淋，利膀胱热，宣通水。"

《本草要略》："除湿通淋，止渴，治水肿，止泻痢，以猪苓佐之。"

（2）白术：味甘、苦，性温，归脾、胃经。功效：健脾益气，燥湿利尿，止汗，安胎。

◎食少、便溏、泄泻：本品味甘苦性温，归脾、胃经，以健脾、燥湿为主，被前人誉之为"补气健脾第一要药"。治疗脾虚有湿之食少、便溏、泄泻，可配伍人参、茯苓等。治疗脾虚中阳不振、痰饮内停之水肿、带下诸证者，可配伍温阳化气、利水渗湿之茯苓、桂枝等。

◎气虚自汗：本品能补脾益气，固表止汗。治疗脾气虚弱，表虚自汗，易感风邪者，可配伍黄芪、防风等。

【药对解读】此药对出自《金匮要略》的泽泻汤，印老在治疗痰饮所致的眩晕病时，常在之中加入此药对。泽泻为君，白术为臣。两药合用既可祛除水肿、痰浊，以治眩晕之标。又可健脾益肾，以治生痰之源。在白术的选择上，根据临床患者的情况也各异。生白术适用于益气生血；炒白术适用于健脾燥湿；焦白术适用于助消化、开胃口。

9. 桔梗——紫菀

（1）桔梗：味苦、辛，性平，归肺经。功效：宣肺解表，祛痰排脓，利咽。

◎咳嗽痰多，胸闷不畅：本品辛散苦泄，开宣肺气，祛痰利气。治疗风寒咳嗽，吐白痰，可配伍杏仁、紫苏叶、前胡、荆芥等；治疗风热咳嗽，吐黄痰或黄白痰，可配伍桑叶、菊花、杏仁、牛蒡子、芦根等；治疗因肝郁气滞，气机不畅而致的咳嗽伴胸闷、胁胀等的肺之失宣之症，可配伍厚朴、杏仁、枳壳、紫苏梗、香附等。桔梗能利肺气以排脓痰，治疗咳嗽胸痛、咳腥臭痰，可配伍桃仁、生薏苡仁、冬瓜子等。

◎咽喉肿痛：本品能宣肺泄邪以利咽。治疗外邪犯肺，咽痛甚至失声者，可配伍甘草、牛蒡子等；治疗咽喉肿痛，热毒盛者，可配伍清热解毒利咽之射干、板蓝根等。

◎水肿、尿少：本品具有升提肺气的作用。治疗因肺气不宣而气化失利导致全身水肿、尿少者，可配伍桑白皮、冬瓜皮、陈皮、大腹皮、茯苓等，开提肺气而利尿。

（2）紫菀：味苦、辛、甘，性微温，归肺经。功效：润肺化痰止咳。

◎咳嗽有痰：本品甘润苦泄，性温而不热，质润而不燥，长于润肺下气，化痰止咳。治疗外感、内伤咳嗽，无论病程长短、寒热虚实，皆可配伍用之。治疗风寒犯肺之咳嗽咽痒、咳痰不爽，可配伍荆芥、桔梗、百部等；治疗阴虚劳嗽、痰中带血，可配伍阿胶、贝母等以养阴润肺，化痰止嗽。

◎水肿、尿少：紫菀可以开宣肺气，通调水道。

【药对解读】肺为气之主，又为水之上源，司"通调水道下输膀胱"之职。若肺气不利，每易形成源堵流量，以致上窍闭而不窍涩，用桔梗等开肺气以浚其源，上窍通则下窍利。犹如茶壶，揭其盖则壶嘴自通，故前人称此法为提壶揭盖。

印老移用此法来治疗肝硬化腹水，在化瘀软坚的基础上，加用此药对以开利三焦（三焦为水，气元通路，上出于肺、下达膀胱，故开肺气即开利三焦）使气行瘀散，改善腹胀、尿少、水肿之症状。